新版 心脏病

疗法与有效食疗

膳书堂文化◎编

U0222711

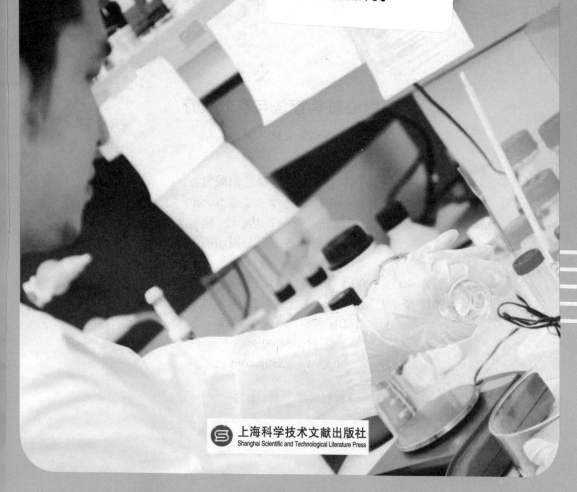

上海科学技术文献出版社

Shanghai Scientific and Technological Literature Press

图书在版编目（CIP）数据

新版心脏病疗法与有效食疗 / 膳书堂文化编. —上海：上海科学技术文献出版社，2017（2023.4 重印）

（健康医疗馆）

ISBN 978-7-5439-7437-1

Ⅰ.①新… Ⅱ.①膳… Ⅲ.①心脏病—治疗②心脏病—食物疗法 Ⅳ.①R541.05②R247.1

中国版本图书馆 CIP 数据核字（2017）第 125994 号

责任编辑：张 树 李 莺
助理编辑：杨怡君

新版心脏病疗法与有效食疗

膳书堂文化 编

*

上海科学技术文献出版社出版发行

（上海市长乐路 746 号 邮政编码 200040）

全 国 新 华 书 店 经 销

三河市元兴印务有限公司印刷

*

开本 700×1000 1/16 印张 9 字数 180 000

2017 年 7 月第 1 版 2023 年 4 月第 2 次印刷

ISBN 978-7-5439-7437-1

定价：38.00 元

http://www.sstlp.com

心脏被称为人体的"发动机"，它是一个强壮的、不知疲倦、努力工作的强力泵。心脏之于身体，如同发动机之于汽车，一旦心脏患病，则严重威胁着人的身体健康。然而随着人们生活水平的提高、物质文明的发展，心脏病的发病率也开始直线上升，高血压性心脏病、冠心病、心肌炎等各种心脏疾病越来越常见。心脏疾病严重危害着人们的身体健康，不仅如此，其对患者心理上的打击也是十分沉重的。一些患者在千方百计地求医问药却无法收到良好疗效后，就开始变得抑郁消沉、精神萎靡，失去了积极生活的勇气。

俗话说"病来如山倒，病去如抽丝"，患者需要明白与病魔做斗争是一个长期的过程，一定要有坚定的信心、顽强的意志，然后再接受系统的专业治疗，进行科学调养。唯有通过坚持不懈地治疗，才能控制疾病，最终恢复健康。

为了帮助广大心脏病患者早日摆脱病魔的困扰，再次充满活力地投身于工作和生活中，我们精心搜集了各方面的医学资料编撰了此书。该书系统全面地介绍了有关心脏病的常识及其对健康的威胁等知识，重点介绍了适合心脏病患者自我调养和自我治疗的简便方法，这其中包括饮食疗法、运动疗法、瑜伽疗法、太极拳疗法、灸灼疗法、按摩疗法、推拿疗法、温泉疗法、音乐疗法、心理疗法等。本书内容通俗易懂，具有很强的科学性、实用性和可读性，是一本治疗、预防心脏病的理想科普通俗读物，对心脏病患者将大有裨益。

唯愿通过编者的努力能够为您的康复带去一缕希望之光，助您早日登上健康的彼岸。

需要指出的是：本书所介绍的治病方例和方法只能作为医学科普知识供读者参考使用，尤其是一些药物剂量不具有普遍适应性。因此，建议读者在考虑应用时要先征询专业医生的意见，然后再进行施治，以免发生危险。

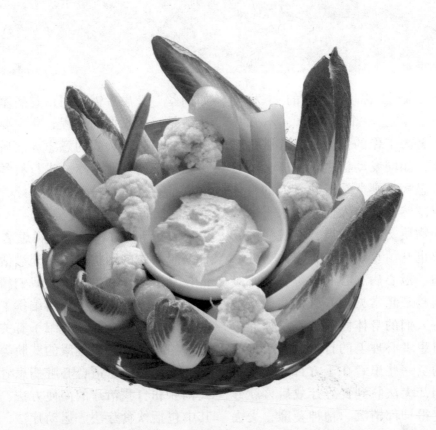

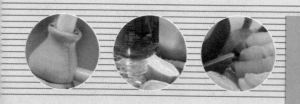

目录
Contents

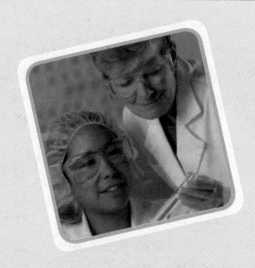
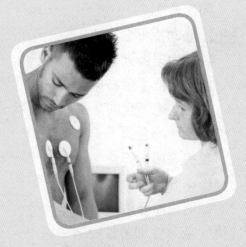

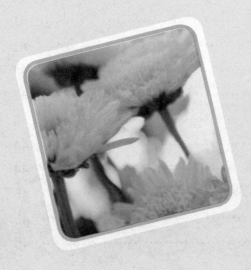
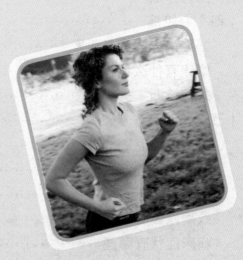

Part2 中篇 心脏病与饮食健康

少食多餐，切忌暴饮暴食，晚餐不宜吃得过饱，否则易诱发急性心肌梗死，同时要戒烟戒酒。

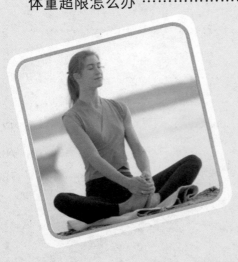

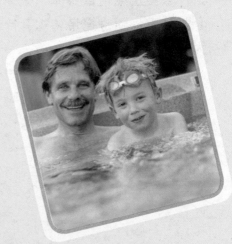

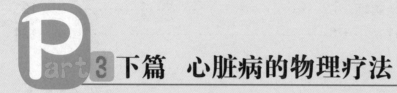

Part3 下篇 心脏病的物理疗法 97

心脏病患者除了注意饮食用药，更要进行一些物理性的辅助治疗，可以让药效达到最佳效果。

Part 1 上篇　疾病常识与预防

心脏病是所有心脏疾病的总称。心脏病的范围很广，包括先天性心脏病、高血压性心脏病、心肌病、心脏瓣膜病、冠心病等。

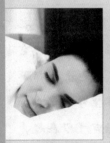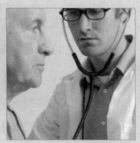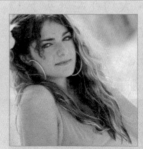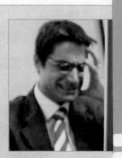

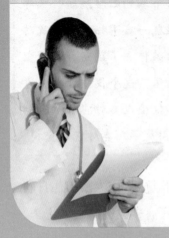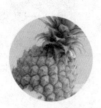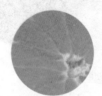

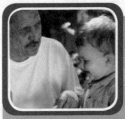

心脏与心脏病常识

心脏是人和高等动物身体内推动血液循环的器官。是生命的维持机器。

（一）心脏概述

心脏是什么形态

人体心脏的形状呈圆锥形，如果形象点比喻，则近似一颗"桃子"。这颗"桃子"的尖端称作心尖，指向身体的左下方，大约在左乳头下 13 厘米左右的地方。如果用手去摸这个部位，则很容易感觉到心脏的跳动。如果是健康的心脏的话，会感觉到心跳非常清楚，而且很有规律性。由于每个人的体质不同，每分钟心跳次数也不同，但通常总在每分钟 72 次左右。

心脏到底有多大

心脏是人体最重要的器官之一，但它的重量极轻，只占人体重量的 0.5%，然而它却是分秒都不可缺少的、维持人体生命的宝贝。从胚胎 7～8 周开始就可以在超声波下看见有节奏的心脏跳动。从那时起，心脏就一直不知疲倦地跳动着，一旦心脏停止了跳动，人的生命也就终结了。这个仅重 300 克左右的心脏不仅使人类对它有了深刻的了解，更引起了人类对它的重视。

心脏如此重要，有人禁不住自问，我的心脏到底有多大呢？一般说来，

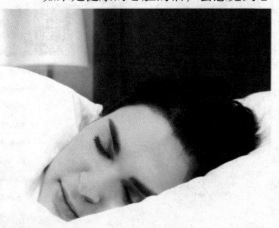

一个人心脏的大小和他本人拳头的大小差不多。它的强弱也常和拳头的强弱成正比。换句话说：一个粗手粗脚的劳动者或运动员，除了拥有一双较大的拳头之外，同时也拥有一个强大的心脏。反之，一个细手细脚的人，则多半具有娇小的心脏。一个拳头非常有力的人，具有较强壮的心脏。一个病态、手无缚鸡之力的人，其心脏也较弱小。当然，这种说法并非是绝对的，但是医学界做了许多解剖与统计之后，还是认为这种说法有一定的道理。因此，如果要想知道自己心脏的大小，只要握起自己的拳头就大致可以知道了。如果想知道自己心脏的强弱，感觉一下自己的拳头是强壮有力，还是毫无力气就知道了。

心脏具体位置在哪里

> 心脏很重要，但心脏的具体位置在哪里？很久以前，由于医学还不发达，人们没有解剖人体，因此并不清楚心脏在人体的真正的位置。甚至产生了许多错误的观念和看法。心脏的真正位置，如今已知道得十分详细准确了。

人类的心脏位于人体的胸腔中部。它的左右两边是肺脏，前方则是胸骨和肋骨。因此常常听有冠状动脉性心脏病的人说胸骨下疼痛，原因就在这里。严格地说，心脏的位置并不在人体的中心，它也不是正立在胸中的。

因此，绝大多数的正常人都是"歪心"的。除非是天生异秉，没有几个人的"心"是正的。有些人的心脏不仅歪斜而且还是横躺着，一般来说，正常人的心脏都是偏向左边。

心脏的结构是怎样的

> 心脏的结构主要是由四大部分组成，分别是左心房、左心室和右心房、右心室。右心房与右心室之间有三尖瓣；左心房和左心室之间有二尖瓣。二尖瓣和三尖瓣就好像两个单向开关，它们保证了在心室收缩时血液不会回流到心房中。

为了说明方便起见，现将它用简图表示了出来。如图，位于上方的两个空间，称作左心房和右心房，分别接收来自肺脏和全身的血液。位于下方的两个空间则称作左心室和右心室，分别将血液送到全身和肺脏。隔开左、右心房的组织，称作心房中膈。隔开左、右心室的组织则称作心室中

3

膈。在正常的心脏里面，心房中膈和心室中膈都是完全封闭的。如果有破洞的话，就是罹患先天性的心脏病，必须施行手术修补起来，才能恢复心脏的正常功能。

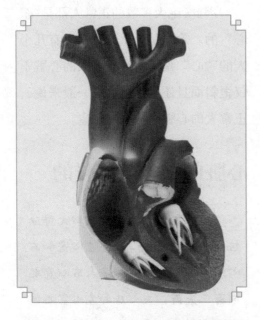

隔开心房和心室的组织则称作房室膈。房室膈和心房中膈及心室中膈的构造完全不同。房室膈并不是完全封闭的。它像门扇一般，时开时关，以控制血液的流动。左心房和左心室之间的房室膈是由两枚瓣膜形成的，称作二尖瓣，由于它的开头很像僧侣的帽子，因此又称作僧帽瓣。右心房和右心室之间的房室膈则是由三片小瓣膜组成的，因此称作三尖瓣。正常的心脏中，这两个瓣膜可以随着心脏的需要做适度的开阖。如果这两个瓣

膜受到疾病侵袭的话，则心脏的功能就要受到影响。

为了维持血液在身体中正常运行，除了心脏之外，还有分布在全身各处的大小血管，这些血管与心脏互相协调，共同工作。上腔大静脉和下腔脉搜集全身的血液而注入右心室肺动脉连接右心室，将来自右心室的血液送到肺脏。肺静脉将来自肺脏的血液导入左心房。主动脉则将左心室的血液输送到全身。左心室和主动脉交接的地方有三片半月形的瓣膜，称作主动脉瓣。右心室和肺动脉交接的地方也有类似的瓣膜，称作肺动脉瓣。这些瓣膜的功用和僧帽瓣及三尖瓣的功用相同，可以起到防止血液逆流的作用。

在解剖过程中，很容易辨别出心脏的主要结构，然而，心脏的组织里面还有一种构造则很不容易辨认出来。它是心脏的传导系统。传导系统是由位于大静脉和右心房交接处附近的窦房结、右心房和右心室之间的房室结、以及分在心室内的房室束及柏金氏纤维共同组成的。正常的心跳就是从窦房结发起，经房室结、房室束、柏金氏纤维而传到整个心脏的。因此，这个系统的任何部分发生毛病，都会造成心脏的疾病。仔细分析开来，心

脏的结构并不复杂，对它的了解，有助诊断病症及早治疗。

心脏是如何运行的

心跳不停，生命不止，心脏不断地压缩，不断地将血液送给全身的组织和器官以满足它们的正常运行。然而，心脏本身也是一个器官，它要正常工作，也需要血管输送血液以满足它的需求。人体中供给心脏营养的血管在心脏的表面上形成类似皇冠的模样，因此习惯上我们都称其为冠状动脉。

冠状动脉可又分为左冠状动脉和右冠状动脉两大支，它们分别从主动脉根部的左、右主动脉窦内发出。

1 左冠状动脉

左冠状动脉的主干长0.5～1厘米，直径为3～4毫米。它主要包括前降支和左旋支两大分支：

（1）前降支 前降支在心脏前面沿着左、右心室间的前纵沟向下行走。它的中段常常潜入表层心肌内，约占60%之多，因此这一段又叫做壁冠状动脉，粥样硬化症一般不发生在此部位。前降支的终止点变化较多，

少数终止于心尖前部，多数都绕过心尖部沿后纵沟上行1～3厘米。

前降支的主要分支有：前室间隔支、左室前支和右室前支。

（2）左旋支 左旋支与前降支几乎成直角。它从左冠状动脉发出后，沿着冠状沟左部行走，绕经心脏左缘，走向膈面，沿途发出许多分支动脉，主要分布于左室侧壁及部分后壁。

左旋支的主要分支有：左边缘支、左室前支、左心房支。少数人（约占39.1%）的窦房结动脉来自左旋支，有5.6%的左旋支可达后纵沟，发出后降支。

左旋支主要向左心房、左心室上部、左心室外侧壁和部分左室下壁供血。

2 右冠状动脉

右冠状动脉的直径约2～3毫米，沿着右冠状沟向右行走，绕经右缘而

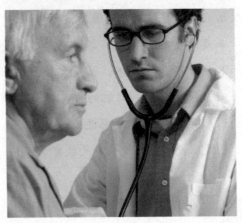

转向左室下壁。

右冠状动脉的主要分支有：圆锥动脉、右室前支、右边缘支、右心房支、右心室后支后降支（占90%以上）、左室后支、房室结动脉和窦房结动脉（占60.9%）。

总之，右冠状动脉主要向右心室、室心隔后方的小部分、左心室下壁的大部分以及窦房结与房室结供血。

心脏有哪些功能

心脏就如同一台输送血液的压缩泵。这台特殊的"泵"，到底在人体内起着什么作用呢？过去人们总是把"心"和人的精神、思维、智慧一类的词混在一起，人们认为心脏是人类意志和智慧的中枢，也具有判断是非的能力。科学证实，心脏和人的意识没有丝毫关系的。所谓良心、心术不正、偏心、歪心所指的心并非我们现在所谈的心脏，而是人类的大脑和思想。想念一个人，并不是心在想，而是大脑。然而，即使如此，心脏的重要性并不因此有所减损，身为压送血液的泵，已足以使心脏的地位举足轻重了。

人体中有如蜘蛛网般遍布的大小血管。这些血管的总长度相当于香港到纽约的距离。一个只有拳头般大小的心脏凭什么力量，将血液输送到如此多的血管网去？

1 推动血液循环

人体内血液的流动，是循环往复的，昼夜不停，奔流不息的。

假设从手臂的静脉开始，那么，会发现赭色、氧气少、二氧化碳多的静脉血，往上大静脉的方向流动。若是人吸一口气，那么血液很快地被吸入胸腔，进入上大静脉。此时，脉道逐渐变宽，不久就进入右心房，在此处与来自下半身的静脉血会合。

接着，通过三尖瓣，进入右心室。此时，右心室的心壁会开始搏动，使

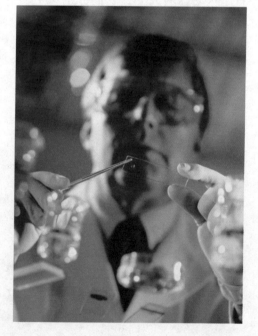

右心室产生压力，因而将三尖瓣关闭起来。而连结在三尖瓣上的部分，为了不使三尖瓣朝右心房方向打开，会用力牵制三尖瓣，同时发生"咚"的关闭声。平日听到的心中响声，便来源于此。

右心室被封闭后，压力渐增，与三尖瓣开口处的肺动脉瓣就会向外打开，并且随着"嘶"的一声，被推向肺动脉。人会感觉出压力渐轻时，血液流动速度也减缓了，而且似乎有一种往后退的感觉。此时，肺动脉瓣会发出一声"乒"的声响，封闭起来，让血液无法进入右心室中。此时可看到肺动脉瓣正像三个紧闭的圆口袋，相当有趣。到了这个时候，压力已逐渐下降了。

进入了肺动脉的血液与最初进来时的静脉不同，脉壁坚硬，呈浊白色，不易被压扁。肺动脉分成左右两条，分别通往左、右肺，当右心室开始收缩，血液不断被往前推进，经过数条分叉路，朝细而薄的管道前进。当抵达肺中狭窄的通道时，已经不太能感觉到心脏的搏动了。当置身于静脉般的流道上，而一些支流也逐渐会合起来，成为较宽的流道。此时由于红血球摄取氧气的缘故，血液变成鲜艳的红色，这就是肺静脉了。随后，血液

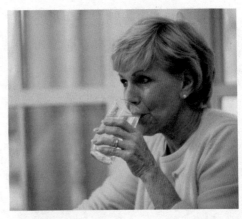

会被推入左心房。

左心房的大小形状与右心房基本相同，左心房与左心室的连接处也有瓣膜，呈两扇门状，称为僧帽瓣。从僧帽瓣进入左心室后，你将会发现它的形状与右心室相类似，中介室壁更厚、更牢。接着，随着左心室的心缩，僧帽瓣会发出"啪"的一声，封闭起来。此时左心室的压力会不断升高，约为右心室时的 5～10 倍。邻旁的洞口内可看到主动脉瓣，从洞内朝外生长。然后，会觉得压力急遽下降，前行时的速度也大为减弱，接着就是听到"乒"的一声，主动脉瓣闭起来了。此时，血液又随着规律的搏动，在大动脉中前行，在体内转个圈，然后经过静脉返回。

倘若血液从大动脉旁边两个小洞中的任一个洞进去，将会进入心脏的肌肉中。这样血液不但对心肌供应氧气，也从心肌运出二氧化碳。它所走

的路线犹如迷魂阵般，一会儿进入右心房，一下子又抵达左心室。

血液的循环途径依次为：大静脉→右心房→三尖瓣→右心室→肺动脉瓣→肺动脉→肺→肺静脉→左心房→僧帽瓣→左心室→主动脉瓣→大动脉→全身→大静脉。整个循环过程中，将新鲜血液运送至全身者，称为左心系；将污秽血液输送到肺部者，称为右心系。因此我们可以说，一个心脏中有两个泵分别工作。说得略清楚些，就是由左、右两个心系所合成。平时，这两个心系由一片膈壁分开，若是有先天性畸形时，膈壁将会出现一个洞，使两个心系相通。

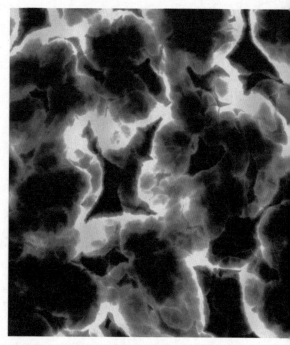

2 防止血液逆流

左心系中有僧帽瓣（左心房与左心室间）、主动脉瓣（左心室与大动脉间）两个瓣膜；右心系中有三尖瓣（右心房与右心室间）、肺动脉瓣（右心室与肺动脉间）两个瓣膜。这些瓣膜的功能，是防止它们所分隔的部分，发生上、下游逆流的情形。

若无三尖瓣，当右心室收缩，准备将血液输送到肺动脉时，大量的血液会逆流至右心房。若无肺动脉瓣，已经从右心室推向肺部的血流，也会在右心室（接纳来自右心房的血液）扩张时，从肺动脉逆流回来。左心室的情况与上述相同。在这种时候，送出血液的能力将会大大降低。由此可知，瓣膜的主要功能是使血液单向通行、防止逆流，这种功能相当重要。

有人提出疑问，瓣膜具有阻挡的作用，它的存在，是否会影响本身的流通性？这些瓣膜虽然非常薄，但它们的动作轻巧而正确。如果它们受到疾病的影响，发生故障，无法充分打开时，称为狭窄症；若是无法完全封闭，则称为闭锁不全症。以上两者都属于瓣膜症。

由于瓣膜的动力在封闭时会发出声响，所以平时我们用听诊器倾听心音时，所听到的就是这个声音。本来，心脏搏动一次，会有四个瓣膜封闭的声音，然而由于右心室和左心室几乎同时收缩，使三尖瓣和僧帽瓣封闭的声音大约一致，而主动脉瓣与肺动脉瓣的封闭也大约同时，因此我们只能听到两个响声。

3 收缩与扩张产生压力

心脏能非常有规律地输送血液，完全源于心脏肌内的收缩与扩张。心脏的肌肉由内、中、外三层组成，包围着心室。此三层肌肉并非同方向并行，而是以相互交叉的方式缠杂在一起，很巧妙地将心室缩成很小的状态，从而提高心室中的压力。

心房的功能是，当心室扩张，压力降低时，将血液送至心室中。因此它的肌肉相当薄，只能产生数毫米的压力。负责将血液输送至肺部的右心室，由低于4毫米厚度的肌肉组成。而必须将血液输送至全身的左心室，则由相当厚的肌肉组成。

将心脏的肌肉置于显微镜下观察时，可看到明显的斑纹，称为横纹肌。我们手脚的肌肉属于横纹肌，而且具有依自己意志活动的特性。然而心脏的肌肉却是例外的情形，它无法经由自己的意志。

肉块状的心脏呈弛缓的状态时，

如一个人握拳时的大小。它的重量，成人的约为300克左右。它以规律的节奏不断收缩、扩张，借此输出血液。

心脏的肌肉活动时，要使用相当大的能量。心肌有一种名叫肌凝蛋白的蛋白质，能利用ATP丰富能量的物质进行收缩作用。ATP消耗后，能迅速的再生。此时，为了使这种反应顺畅，会输送血液中的蛋白质、氧气、维生素、碳水化合物、脂肪、矿物质等，而排出二氧化碳及其他无用的废物。

心脏不但时刻在运送营养成分，为了本身的活动，它也会在送出血液时，摄取其中的部分供自己使用。

4 供应养分

前面我们讲过，心脏的形状像"桃子"，这颗"桃子"的顶部，乍一看，恰似一顶"王冠"，这个"王冠"便

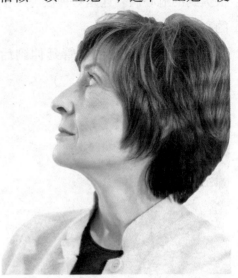

是冠状动脉，这就是它的名称由来。它在主动脉瓣的上面分成两条，成为右冠状动脉和左冠状动脉，呈直角伸出。此种血管突出心脏表面时，集中成大动脉，称为冠状动脉。

右冠状动脉供给右心室和左心室后侧的营养，左冠状动脉则以左心室为主要对象。它们供应养分范围的大小，则因人而异。

冠状动脉供应养分的方法，是由较粗大的动脉分成较细的血管，从心脏的外侧进入肌肉内，成为网状的分支，将养分运输至各部位的肌肉。由于它们通过时而收缩、时而扩张的肌肉，因此常发生压扁的情形。换句话说，当肌肉收缩时，血液不易通过。这一特点是此种血管的特色。如果冠状动脉发生病变，便会成为平常经常被提到的冠心病。这是一种极为严重的心脏病。

冠状动脉细分的血管延伸到后

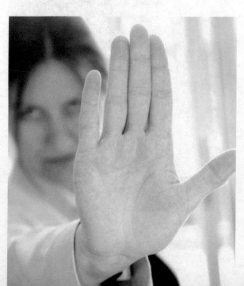

来，会转变成静脉，返回左心室。但是此处的通道如同迷魂阵，因此其中会有一部分直接进入心室。

心脏为什么会产生疾病

在前面的内容中已经介绍过心脏的大小、形态、位置及功能等，这个类似于泵的器官，把富含氧气和营养物质的血液运送至身体的各个部分。身体休息时，它每分钟大约跳动70次，每天就会跳动10万次之多。心脏之所以能自主节律的跳动，主要是依赖由特殊的心肌细胞组成的传导系统，以产生和传导自发的冲动，支配心脏跳动的频率。当这个传导系统出了问题，就会出现各种各样的疾病，如果出现心律失常，会导致猝死，这是很可怕的。

看起来心脏的工作过程很复杂，其实它的结构也很简单。瓣膜将心脏成对地分成两个部分。一部分将缺氧的血液抽入肺里，一部分将富含氧的血液送入体内各处。人体左边的心脏和右边的心脏有两个隔，如果它们之间相通了，叫作房间隔缺损，也是一种先天性心脏病。

心脏的四组瓣膜形状不同，但功

能一样，坚韧灵活的瓣膜保持血液的流向固定。心肌收缩，血往前冲，瓣膜打开；没有压力，它就关闭起来，防止血液回流。心室舒张的时候，心房的血流进心室。这时心房和心室的门应该是打开的。如果打开不全，血液流到心室会遇到障碍。心室收缩时，心房间隔的门就会关闭。如果关闭不严，心室向外射出的血又会漏回到心房。这些情况都可造成心室、心房异常扩大，也就是我们常说的心脏肥大。

主动脉和肺动脉之间有个导管，这个导管天生应该闭上，若没有闭上，就是一种先天性心脏病，叫动脉导管未闭。如果导管未闭，主动脉里的血就会不断流到肺动脉里，动脉里的血液增多，容易引起动脉压力升高。心脏犹如一个肌肉泵，不断收回和导入血液，它同样需要营养，分布于心脏上的3根血管叫作冠状动脉，分别供应心脏的3个部分血氧。这3根血管分别叫作前降支、回旋支和右冠。如果这3根血管堵塞了，血流不畅，就容易导致冠心病。

心房和心室的外壁由心肌组成。心肌不停地节奏性收缩，成为血液流动的动力。左心室的标准厚度是1厘米。如果说心肌变薄了，心腔就会变大。这就是我们常指的扩张型心肌

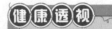

健康透视

夏秋病毒性心肌炎易发

小儿病毒性心肌炎，是病毒侵犯小儿心脏引起的以心肌炎性病变为主的一种疾病。本病对孩子健康和生命威胁较大。患儿中以学龄儿童居多，四季均可发病，夏秋季是高峰。

该病可以传染，最主要的病原如柯萨奇病毒在患者或健康人的粪便及嗓子里都可找到。如果这些病毒污染了环境，或小孩直接接触患者，都容易受到感染。传染以呼吸道为主要途径，越是新排出的病毒越活跃，致病性越强。

疾病症状一大特点是轻重悬殊，轻的可无任何心脏方面的自觉症状，只有在体检时才发现有心律失常、心电图异常、心肌酶增高。重的则可突然休克，几小时或几天内死亡。年龄越小病情越重，新生儿病死率最高。所以当孩子有发烧、咳嗽等上呼吸道感染症状时，家长一定要观察患儿有没有面色苍白、乏力、胸闷、心悸、头晕、气短、甚至晕厥等体征，要摸摸孩子的脉搏有无加速、过缓等现象，并及时求医。一般50%的轻型心肌炎都有上述症状或体征。重型病例多有心脏扩大，心功能不全等征象。

患急性心肌炎的患儿一定要住院治疗。急性期应卧床休息至体温稳定3～4周，有心力衰竭、心脏扩大者应绝对卧床休息。

11

病，它将引起心功能不正常，血射不出去，没有力量。如果心肌变厚了，厚到 2～3 厘米，这也是一种心脏病，我们称为肥厚型心肌病。

（二）心脏病常识

心脏病是所有心脏疾病的总称。心脏病的范围很广，包括先天性心脏病、高血压性心脏病、心肌病、心脏的瓣膜病、冠心病等。

心脏病危害着人类健康。这种病症包含的症状较多。有些是心脏病特有的，有些是其他疾病才会出现的。有的症状可能在心脏病早期就出现了；另有一些则在患者已经病入膏肓时才出现。有的人患有先天性心脏病，有的则是后天患得的。对于这些症状，不仅心脏病患者必须了解，就是一般心脏正常的人也要注意，了解心脏病早期先兆信号，及早施以有效的治疗。

呼吸困难是怎么回事

有人时常感到呼吸困难，有时比较轻微，有时相对严重，甚至发生呼吸短促，别以为这些征象与心脏病无关。

呼吸困难是心脏病较常见的症状之一。尤其是左心室衰竭的患者更为明显，常在卧时加剧，坐时减轻，有时为阵发性，常常在夜间出现。造成呼吸困难的原因，主要是心脏衰弱，无法压出足够的血液或无法将肺脏中的血液送回心脏造成的。

一个患有心脏病的患者，他的运动耐力肯定比正常人差。他无法像正常人一般运动或进行相对较为剧烈的运动。虽然身体正常的人运动之后也会有呼吸急促的现象，但只需稍做休息即可恢复过来。然而，有心脏病的患者却无法在短时间内恢复过来。所以心脏病患者不应做剧烈的运动。

由心脏病所造成的呼吸困难或喘息常在运动之后发生。然而，有些较严重的患者却可能在夜间发作，这种呼吸困难称作心脏性气喘。生理学家认为心脏性气喘发作的原因，可能是白天留积在下肢的液体，在夜间因为患者平躺而流到肺脏、压迫肺脏的缘故。患者因为发作而惊醒之后，总喜欢用枕头将上半身垫高形成半躺或端坐的姿势，以解除这种痛苦。医学上将心脏病患者采用端坐或半躺的姿势，以求呼吸舒畅的情形称作端坐呼吸。意指患者采取端坐姿势时，可免于淤体留积在肺部，因而可免受呼吸困难的困扰。

虽然呼吸困难或气喘是心脏病患者常见的症状，但并不是所有的呼吸困难，都与心脏病有关。肺脏病更易产生呼吸困难。甚至有些心理因素，譬如极度的郁闷不乐、惊恐或紧张等等也会造成呼吸困难。但是心理因素所造成的呼吸困难通常都是吸气的时间很长而呼气的时间却很短。和一般人的叹气有点类似。

然而心脏病所造成的呼吸困难，不仅呼气与吸气的时间长短相同，而且呼吸都比较浅。

如果有气喘或呼吸困难的现象，患者必须到医院进行检查，它有可能向您传递的便是您的心脏有了问题。在没有防备的情况下，一旦发生呼吸困难，最好采用半坐半躺或端坐的姿势以使症状减轻。

胸前疼痛预示什么

有些人常感到胸痛。胸痛的原因很多。绝大部分是属于无意义的。也就是说，这一类的胸前痛并非病变所引起的。对于这种胸痛，有些医生把它称作"忧虑性胸前痛"。意指这种胸痛是由于忧虑过度而产生的。通常这种患者是属于比较神经质的人，总是觉得自己心脏有些痛。但又说不出疼的正确部位。属于忧虑性心理病症。

胸前疼痛是心脏病最常见的先兆症状之一。常在劳累时或情绪激动时发生，表现为胸骨后或其附近的压迫或紧缩性痛，一般持续 3～5 分钟。最容易造成胸痛的原因是冠状动脉性心脏病。即冠状动脉发生阻塞或硬化，以致无法输送足够的血液到心肌而造成的心肌缺血和疼痛。对于这种胸痛，医学上特别称作"心绞痛"。一般来说，心绞痛都是突然发生的。如果患有心

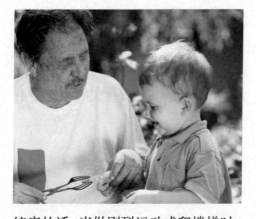

绞痛的话，当做剧烈运动或爬楼梯时，就会突然发生这种胸痛。当安定下来时，症状也跟着消失。这种胸痛除了常发生在胸骨下方之外，还可能痛到左肩或左臂。当发病时，整个心脏好像被压缩成一团或搅扭在一起，同时还会有末日降临的感觉。因此发作起来是相当恐怖的。通常，真正的心绞痛不会持续到5分钟以上，而且和运动的关系非常密切。然而另一种因冠状动脉阻塞而引起的心肌梗死，却会出现长达30分钟以上的剧烈胸痛；同时，休息也不能解除这种胸痛，这是两者不同之处。

急性风湿热造成急性心肌炎时，胸部也会感到酸麻或疼痛。有时这种疼痛非常尖锐，而且直接加压在心脏上，疼痛会加剧。

患急性心包炎时，由于心包及心包附近的组织受到刺激，因此也会产生胸痛。这种胸痛通常是整个胸部觉得酸痛，如果加压或呼吸的话，这种胸痛会加剧。有时，它也会辐射到左肩，但是很少辐射到手臂中间部。

梅毒引起急性主动脉炎时，也会以心尖的部位造成压迫而不舒服。而且它会辐射到左肩和左颈，因此很不容易和心肌梗死区别开来。主动脉炎发生的部位如果很接近冠状动脉开口的话，常会造成冠状动脉功能不全，因而也会产生心绞痛。

当主动脉因梅毒形成夹层动脉瘤时，会造成和心肌梗死一模一样的胸痛。而且波及的范围更广，程度更深。除了胸部之外，背部、颈部、手臂以及腹部都会感觉剧痛，甚至连脚都会疼痛起来。因此，凡是这一类的疼痛都要特别注意。

为什么心悸要引起关注

心悸，是由心脏搏动而引起的不适感觉，心动过速，心律失常或高动力性循环所引起。这种病的病因很复杂，一定要引起高度注意，进行仔细检查，因为这也可能是心脏疾病的一种先兆信号。

心悸并不是心脏病的唯一表现。然而有些心脏本身没有毛病却怀疑自

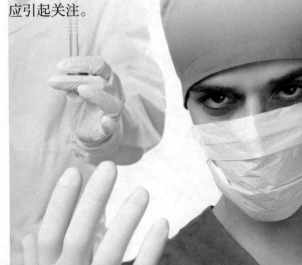

己有心脏病的人，发生一点心悸现象，便认为自己一定是得了心脏病。这种心脏病心理症的患者对自己的心脏特别敏感。因此当他睡觉时，特别容易感觉到自己的心跳。如果侧睡而且左边身体紧贴床板的话，心跳由于床板的传导而显得更加明显，此时，便更相信自己有心脏病了。这种心悸和心脏病是扯不上关系的。另外有些比较神经质的人，一旦面临重大场面，总是出现心悸现象。这种心悸完全是因为心跳加速而产生的，和心脏病也没有关系。

当心跳太快、心搏过强或心律不规则时就会使人感到心悸。我们可以把造成心悸的种种原因归纳如下：

（1）心脏病心理症患者，对自己的心跳特别敏感，常感觉到心悸。

（2）甲状腺功能亢进，产生心跳过速。

（3）酒、咖啡或香烟的刺激，加速了心跳。

（4）贫血或脚气病发作时，也会感到心悸。

（5）使用肾上腺药物或阿托品药物时，心跳加速、心脏收缩加强而产生。

（6）心脏节律不齐（心跳不规则）时，出现心悸是必然的现象。

（7）早期的心脏衰竭是出现心悸的重要原因。

上列原因中，除了后2项是心脏病引起的心悸，其他的5项原因和心脏病都没有关系。然而甲状腺功能亢进或脚气病拖久了也会造成心脏的问题。因此，一个人如果觉得自己有心悸的话，最好去医院详细检查。如果是属于甲状腺功能亢进或脚气病引起的话，只要治疗甲状腺或脚气病即可免除心悸所苦；同时，也不会演化成心脏的毛病。至于心律不齐和早期心脏衰竭更需立即治疗，才能避免心脏病的继续恶化，以确保生命安全与健康。

由此可见，心悸并不一定是心脏病，心脏病却一定会发生心悸，因此心悸也有可能是心脏病的先兆信号，应引起关注。

咳嗽咯血与心脏病有关系吗

> 引起咳嗽的原因很多，心脏病只是其中之一，可以说绝大多数的咳嗽都没有严重的问题，只有小部分的咳嗽是与心脏有关的。但就是这小部分也绝对不应忽视。

心脏病为什么会造成咳嗽呢？可能和肺支气管受到堵塞有关。有时是心脏扩大而压迫到气管的缘故。左心室衰竭的患者最容易见到这种症状。

心脏病所造成的咳嗽，一开始都是不带痰的干咳。到了后期，则会有痰出现，严重的话还会带有血丝，称

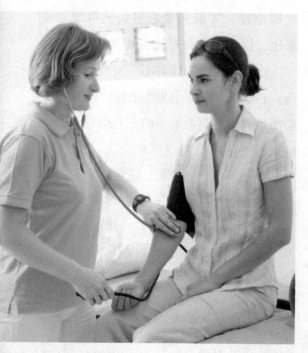

为咯血。当然，咯血是比较严重的，必须引起关注，但也不必害怕，及时找到原因，对症下药。当然，咯血并不一定意味着得了心脏病，高血压和左心室衰竭时常使患者咯血，许多肺部的大小毛病也会使患者咯血。因此，咯血时，最重要的是要查出病因，对症治疗，而非惊慌失措、胡乱投医。

为什么说常感疲倦无力也不能忽视

有人时常感到疲倦无力，造成这种症状的原因很多。疲倦无力可说是心脏病患者最常抱怨的症状了。当心脏有毛病时，输送到全身组织的血液量会减少许多，因此人体中新陈代谢所产生的废物，尤其是乳酸，无法完全排泄出去，于是就容易产生疲倦无力的症状。原则上，人体新陈代谢的废物本应经由血液排出体外，然而血液循环不好时，这些废物就会留积体内而造成疲倦无力等现象。

心脏病所造成的疲倦无力在早晨则没有太多的感觉。在运动后或晚上特别明显。这是和精神抑郁所造成的疲倦的不同之处。后者常在清晨刚起床时，即感到浑身无力。这种清晨的倦怠无力完全是患者不愿面对现实的

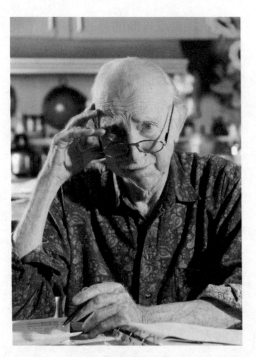

表现。然而，心脏病患者在经过一夜的休息之后，在清晨总是精神奕奕，充满活力的。但经过一整天的生活之后，才在晚间出现疲倦无力的现象。

在心脏疾病中，先天性心脏病和二尖瓣狭窄所造成的倦怠感是最严重最明显的。当然，严重的心脏衰竭也会造成严重的疲倦感。因此，如果心脏病患者的倦怠感加重时，必须格外留意。

但是，疲倦并非只有心脏病患者才会出现。身体上任何器官有了问题时，也都会出现这种症状，甚至连最常见的伤风感冒都会造成这种倦怠无力的现象。因此，单由疲倦无力无法判断一定是得了心脏病。

夜不能寐传递出什么信号

失眠症严重困扰着现代人的健康。失眠不是心脏病特有的症状，但有许多心脏病患者都抱怨晚睡不安稳。造成这种现象的原因可能和胸痛、呼吸困难、心律不齐或咳嗽有关。也有些人是因为对疾病的恐惧、害怕可能在睡梦中长眠不醒而不敢睡觉。通过医学实验证明：造成失眠的原因中，以心理性因素所占的比重最大。因此失眠患者未经医生诊断就将自己的失眠与心脏病扯在一起是极不明智的。但是，失眠虽为小病，但是在它的背后可能埋伏着什么大的病症。所以对失眠也绝对不能头痛医头，脚痛医脚，吃点安眠药便算了，而一定要彻底检查，找出失眠的真正原因，对症下药。

心脏病也会引起四肢浮肿吗

> 人体的疾病中，许多疾病都会出现四肢浮肿的现象。肾脏病、营养不良或内分泌失调时会出现这种症状。女性怀孕或月经来临前，也会因为盐分的滞留而造成四肢浮肿。

药物过敏也会造成四肢浮肿。当

17

心脏无法有效地收缩时，循环全身的血液量就会减少许多。此时，流到肾脏的血液也会大大地减少，因此体内多余的水分和盐分无法经由肾脏排出体外，终于造成液体留积于体内而形成身体浮肿的现象。通常浮肿的部位以四肢较为明显，严重时阴囊或背部也会浮肿。当然，心脏病同样可以引起四肢浮肿。

其实身体或四肢的浮肿与疾病的程度并没有平行的关系。有些人浮肿很厉害，但疾病并不严重。相反地，有些人浮肿不明显，但问题却很严重，比如心脏引起四肢浮肿。

还有哪些征象与心脏病有关

心脏病表现出来的征象有很多种，只有全面地掌握，才能有的放矢地去治疗。除了以上几种外，还表现为：

1 消化不良

心脏也会出现消化不良的现象。呕吐、便秘、食欲不振、腹胀、心脏部位的灼热感、体重减轻以及打嗝都是心脏病患者常抱怨

的症状。最难诊断的是心绞痛所伴生的消化不良了。甚至有些医生还会将心绞痛误诊为消化不良。

2 头晕目眩

心脏病患者偶尔也会抱怨常感到头晕目眩。造成这种现象的原因，主要是心脏收缩力量不足或心脏节律不齐，以致输送到脑部的血液不足而造成的。

当然，除了心脏病以外，还有许多情况也会造成头晕目眩。如血压较低的人。身体虚弱的人由卧姿或蹲姿突然改成立姿时最容易出现。

3 时常头疼

心脏病患者时常会感到头疼，可能和脑部缺血有关。当心脏有了毛病而无法输送足够的血液到脑部时，就会造成血压升高从而引起头疼。但是，头疼也不用过于恐惧，据医学上实践证实，头疼

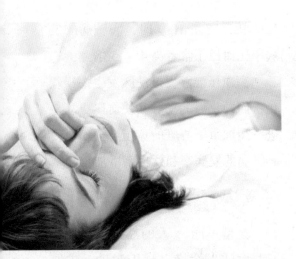

的原因中，心理因素扮演了最重要的角色。其次是头部的疾病，如脑炎、脑膜炎或脑瘤等等。此外，感冒或发热的患者也常抱怨头疼。真正属于心脏病引起的头疼并不多。但是，毕竟心脏病能够引起头疼，如果时常头疼，还是应该抓紧时间就医用药，防患于未然。

4 昏　厥

心脏病能产生头晕、头疼。它们是产生昏厥的主要原因，另外，也是因供应脑部的血液不足而产生的。通常心脏病所造成的昏厥是很少突然发生，一般均慢慢发生。

其实，造成昏厥的最重要因素并非心脏病，也非头部的毛病，而是心理上或感情上的不平衡，譬如极度的恐惧、悲伤、忧虑或紧张都是造成昏厥的最常见的因素。因此，昏厥虽然可怕，但属于心脏方面的原因并不多。恐惧、悲伤、忧虑或紧张所造成的昏厥，一旦患者躺下之后，即可恢复过来。然而，心脏病所造成的昏厥后果比较严重，必须科学、合理地进行急救。

头晕可使人昏厥，使用降血压药的患者也会发生昏厥的现象。因此，使用降血压药必须有医生的处方。

5 伴发性无能

成熟男女正常的性行为，是生理、心理健康的需要。然而某些疾病，却给一些人造成了无尽的苦恼。从事性行为时，需要的血液量较大，因此有心脏病的患者常常无法从事性活动，久而久之，导致了性无能。

然而，多数医学专家认为心脏

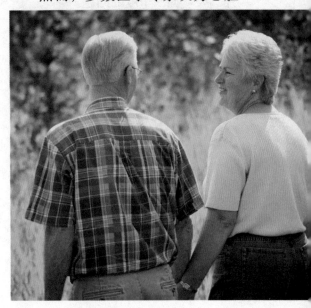

病患者之所以会出现性无能的现象，多半是心理因素所造成的。真正因为心脏衰弱所造成的性无能真是很少很少的。

患者常认为自己的心脏无法负担性生活时所消耗的体力；同时又害怕自己在性行为中因心脏病发作而发生意外。因而不敢进行正常的性生活。久而久之，就变成性无能了。因此，心脏病患者如果能克服这层心理障碍的话，适度的性行为应该是可以的。

美国有关专家认为心脏病不会造成性无能。同时，主张心脏病患者不可为了心脏病而停止性生活。其实，以良好的爱情为基础的夫妇间的性生活，对健康只有好处而没有坏处。但凡事要掌握一个度的问题。

哪些人易患心脏病

1 高血压患者

根据最新调查获悉，有75%以上的心脏病患者患有高血压病。心脏病的发病率和死亡率随舒张压的升高而增加；单纯的收缩压升高，也同样使心脏病危险性增加。当收缩压高于21.3kPa（160mmHg）或舒张压高于12.7kPa（95mmHg）时，心脏病的发病率比血压正常者高4～5倍。

高血压能够促进动脉发生粥样硬化，而硬化后的动脉又使血压更高，进一步加重了心脏的负担与损伤，使心脏病的发病率和死亡率增加。

2 A型性格的人

血型不同，人的性格也不同，A型血的人性格上易于激动、进取心强，易发心脏病。其中高危因素为持续高脂血症、高血压、糖尿病和吸烟。

有高血压、冠心病和糖尿病家族史的人，其发病率明显增加。遗传因素可能造成代谢缺陷，发生高脂血症，内膜损伤、肥胖、高血压等，这些均会促进动脉粥样硬化形成，促发冠心病。

3 糖尿病患者

就冠状动脉疾患的发生频度来说，糖尿病患者与非糖尿病患者相比较时，前者比后者患心脏病的概率高出 2 ～ 3 倍。

4 高血脂患者

胆固醇过高者，患心脏病的概率比正常人高出 3 ～ 4 倍。因为体内过多的胆固醇会积聚在血管内，使血管日渐狭窄，妨碍血液流通，从而引发冠状动脉粥样硬化。

5 肥胖者

过于肥胖一定要引起警惕，因为肥胖引致血压、血脂过高及糖尿病，而这些疾病又会诱发心脏病。

6 中老年人

心脏病多发于中老年人中，由此可见，心脏病与年龄关系密切。40 岁以前冠心病患病率很低，40 岁以后冠心病患病率不断增多，每增长 10 岁约增加 1 倍。冠状动脉粥样硬化程度随年龄增长而增大。50 岁以后进展较快，心肌梗死、冠心病的猝死发病与年龄成正比。

7 脑力劳动者

脑力劳动与体力劳动相比，脑力劳动者患心脏病的机会大于体力劳动者，经常有紧迫感的工作易患此病。长期从事办公室工作，缺乏体力活动的脑力劳动者，心脏病的患病率比体

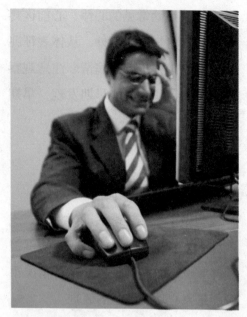

力劳动者高 2 ～ 4 倍。

8 吸烟者

根据调查发现，吸烟人士比普通人患心脏病的机会多 2 ～ 3 倍，原因是香烟中的尼古丁或烟草化学物质会损害心脏血管，若出现内皮细胞受损，胆固醇便会积聚起来。

如何从体表征兆发现心脏病

心脏能否正常运转直接关系到人的生命。因此，人们对心脏应特别重视。俗话讲，无病早防，防患于未然；有病早治，以求早愈。心脏的防病与治疗关键是"早"。

21

心脏病除常见的心悸、心前区疼痛等人们熟知的症状外，从体表征兆中，也可以初步判断病情。注意观察这些先兆症状，就能早期发现，早期治疗。

心脏病的体表征兆包括：

1 呼 吸

当做了一些轻微活动时发现，或者处于安静状态时，出现呼吸短促但不伴咳嗽、咳痰的现象。这种情况很可能是左心功能不全的表现。

2 面 色

有些疾病可以从面色中观察出来，如果脸色灰白而发紫、表情淡漠，

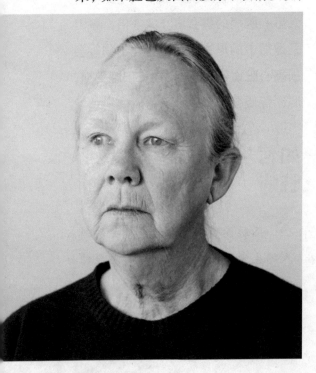

这是心脏病晚期的病危面容。如果脸色呈暗红色，这是风湿性心脏病、二尖瓣狭窄的特征。如果呈苍白色，则有可能是二尖瓣关闭不全的征象。

3 眼角膜

有些老年人眼角膜的边缘部分有一圈灰白色或白色的浑浊环，宽 1～2 毫米，医学上称之为角膜老年环。据研究发现，老年环的有无及其程度与心脏病有一定关系，出现老年环的患者几乎都有程度不同的动脉粥样硬化，而患有动脉粥样硬化的老年人绝大多数出现老年环。

4 鼻 子

鼻子的变化也不容忽视，如是鼻子尖发肿，表明心脏脂肪有可能也在肿大或心脏病变正在扩大。如果鼻子硬梆梆的，这表明心脏脂肪累积太多。此外，红鼻子也常预示心脏有病。

5 牙 齿

牙痛绝对不能小视，下牙痛或下颌疼痛往往是冠心病发作的奇特信号。中老年人，特别是 50 岁左右的男性，出现服用止痛药不能缓解的下牙痛，口腔科检查又无病变者，应考虑是否患有冠心病，并应及时到医院做检查。

6 耳 朵

耳鸣有时也与心脏病有关，心脏病患者在早期都有不同程度的耳鸣表现，这时因为内耳的微细血管动力异常，病症尚未引起全身反应时，内耳就得到了先兆信号。除耳鸣外，如果你的耳垂出现一条连贯的皱褶，极有可能患有冠状动脉粥样硬化。

7 头 颈

如果由锁骨上延伸到耳垂方向可见一条凸起青筋，如小指般粗，很可能是右心功能不全，应及时到医院检查。

8 肩 膀

天气晴好，左肩、左手臂内侧却有阵阵酸痛，这有可能是冠心病，应及早检查。

9 手 脚

手指末端或趾端明显粗大，并且甲面凸起如鼓槌状，常见于慢性肺源性心脏病或先天性青紫型心脏病患者。有人手背上静脉会极端地浮现，血管胀得像要裂开似的，此征兆有心脏病。自我做一个简单的检查，可检测是否患有心脏病。先将手往前伸直，接着斜放下 45 度，此时静脉仍然是

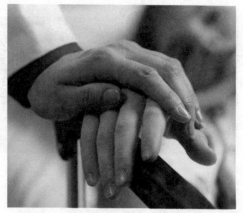

努张的状态，接着把手往上举高 45 度，这时血液会往下流，所以静脉的浮现就应该消失。但如果这时候静脉血管依然浮现着，就可能有心脏病，尤其可能会有心功能不全，应该立刻就医。

10 下 肢

如果中老年人下肢浮肿，往往是心脏功能不全导致静脉血回流受阻的表现。如果时常心悸、气喘，只有蹲位才得以缓解，这是紫绀性心脏病的特有表现。

11 皮 肤

如果皮肤可呈深褐色或暗紫色可能患慢性心力衰竭、晚期肺源性心脏病，这与机体组织长期缺氧，肾上腺皮质功能下降有关。皮肤黏膜和肢端呈青紫色，说明心脏缺氧，血液中的还原血蛋白增多。

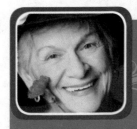

导致心脏病的因素

心脏病是现代社会中的一种常见疾病，给人们的日常工作和生活都带来了极大的不便和危害。可以说，诱发心脏病的因素很复杂，本章即针对导致心脏病的各种因素进行了具体的阐述，希望能对您在预防心脏病方面起到积极的作用。

病理因素有哪些

得先天性心脏病的患者为数并不是很多。大多数人是先有了其他病，后才导致心脏病。其具体病理因素有：

1 高血压因素

根据最新的调查获悉，有半数以上的心脏病患者原来患有高血压病。

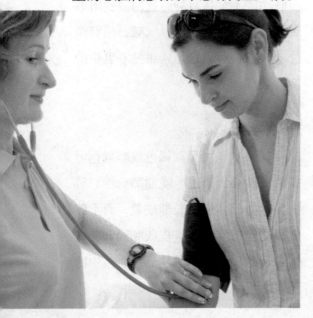

世界卫生组织也曾发表过美国 5 个地区对 7000 多名无冠心病中年男性的前瞻性研究资料，该资料指出，心脏病的发病率和死亡率随舒张压的升高而增加；单纯的收缩压升高，也同样使心脏病危险性增加。有人做过这方面的统计，当收缩压超过 213kPa（160mmHg）或舒张压超过 127kPa（95mmHg）时，心脏病的发病率比血压正常者高 5 倍之多。

2 高脂血症因素

患有高脂血症，通常患心脏病的可能性就比较大。高脂血症为遗传因素。如果家属里出现不少高脂血症的人，这便称作家族性高脂血症。倘若父母双方或一方为高脂血症，那就不妨去做一次血液检查。

每个人都可以查看一下自己手脚、四肢，有没有像黄痣般的东西？眼睑上有无黄痣般的东西？如有，就有可能是高脂血症，最好去做一次详细的血液检查。有些家族性的高脂血症，早在孩童时代就已存在。倘若自己患有高脂血症，孩子也很有可能有高脂血症。这需要及早发现及时治疗，早日采取动脉粥样硬化的预防措施。

3 中性脂肪因素

胆固醇摄入量过多，影响身体健康，多数人已知道这个道理，因此许多人很注意胆固醇有无偏高，但却不太关心中性脂肪的问题。关于中性脂肪的问题，医生谈论甚少，因此，很少引起一般人的注意。

大家都明白高中性脂肪血症，跟冠状动脉疾患也有极密切的关系，密切程度不亚于高胆固醇血症。中性脂肪的增加，是因吃下太多淀粉质所致，以米饭为主的地区，要注意胆固醇和中性脂肪。由此可见，除了高胆固醇以外，高中性脂肪也是一害。

无论如何都要把胆固醇和中性脂肪限于正常范围以内，如果不正常，可以实行一段时间的饮食治疗法，而这些脂质还表示异常高值时，那只有依靠药剂治疗，但仍不能忽视饮食治疗法。

遗传因素占多少

心脏病与遗传因素有一定关系。有人观察到双亲中有一人患心脏病或脑血管病、高血压病，其子女的发病率可高出双亲均正常者2倍；如双亲都患冠心病或急性脑血管病、高血压病，其子女的发病率可5倍于正常者。还有报道，有冠心病家族史者其发病率较正常人高2.4倍。国外已经先后成功地培养出纯种的先天性高血脂鼠和低血脂鼠，根据对它们的临床观察，充分支持遗传因素在冠心病学上的作用。

冠状动脉疾患属于多基因遗传病，这种遗传的发生是由遗传病因素和出生后的环境因素共同作用的结果。

冠状动脉疾患的遗传倾向可能与其诸多的危险因素有关。冠状动脉疾

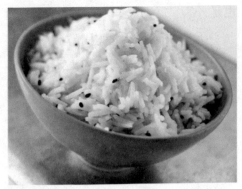

患的危险因素如高血压病、高脂血症等具有显著的遗传倾向。

而这些危险因素中的高血压就是一种基因遗传病。据统计，如果父母都有高血压病，那么其30岁以上的子女中出现高血压者占40%还多。当然，环境因素，如长期精神紧张，脑力劳动过度、摄盐过多、嗜烟、多次妊娠等，对高血压的形成也有重要的影响。在冠心病的发病上，一定要明白，冠心病的形成，是由多方面因素决定的，遗传只可能成为冠心病的因素之一，而不是全部因素。因此完全可以通过增加身体运动特别是加强体育锻炼和改变、调整膳食结构，去除不良的生活习惯等有效措施来预防冠心病。而现在的小朋友中超重者甚多，被称作"胖墩儿""小胖子"的为数很多，因而及时调整膳食结构，增加孩子的活动量，以改变孩子的身体条件。

心脏病患者除了控制饮食、改变生活习惯、进行药物等方面治疗自身的疾病外，还应该认真注意培养自己子女的良好生活习惯，避免各种引起冠状动脉疾患的危险因素，以阻止或延缓在子女中发生冠心病的可能。此外，冠状动脉疾患者的子女在婚姻问题上应该接受遗传咨询和婚姻指导，以便减少不利的遗传因素。

精神因素也能诱发心脏病吗

精神因素到底能不能诱发心脏病，一直争论不休。基本有两种不同的意见。一种意见认为：冠心病的发生与性格、精神因素的关系不大。另一种意见认为：性格易紧张及遇事易兴奋者，其冠心病的发病率较之遇事不慌不忙者要高出6倍。通过对近300多名冠心病患者调查发现，从事脑力劳动，长期精神紧张、工作紧迫者易发病。一些好胜心强，有敌视情绪，好攻击，缺乏耐心者，冠心病发

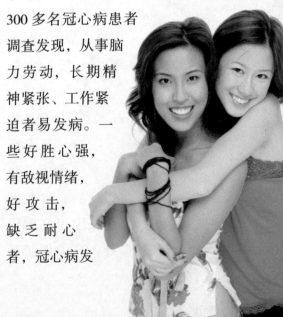

病率占 75.73%。因此冠心病有明显社会心理应激发病因素，如夫妻不和、工作不愉快、儿女关系紧张、离婚、丧偶等。

人有七情六欲。七情本来是人的正常情态，亦即人体对于外界事物所作出的正常反应，但在某一情志的长期刺激下或突如其来的强烈刺激下，七情就可以成为产生某些疾病的原因。中医学还认为：七情与五脏有密切关系，哪一种情志失常，都会影响其所属的脏器，如大怒伤肝、惊恐伤肾、过喜伤心、大悲伤肺、思虑过多伤脾等。因而，在冠心病的发病上，七情肯定是有相当大的关系的。在冠心病的临床上，这类患者要占很大比例，长期失眠者，因身心得不到休息，会引起内分泌紊乱，血压升高，从而代谢紊乱，不但冠心病发病率高，而且整个健康水平下降。这些都说明：精神因素与心脏病的发病是有密切关系的。

临床上由精神因素而诱发冠心病、心绞痛、心肌梗死者，则更屡见不鲜了。需要指出的是，不要以为悲、怒、惊、恐、忧、思这些情志对人有害，而"喜"则对人有利。作为中医学理论上致病因素之一的"喜"，指的是突如其来的、强烈的精神刺激。

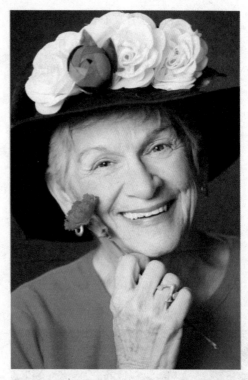

而这就有害于健康了。冠心病患者发生死亡的病例中，就有不少是受到突然的"喜"的强烈刺激而发病甚至猝然死亡的。例如，有一 90 岁高龄的老太太，当失散几十年的儿子忽然来到面前时，老太太喜极而泣，以致发生急性心肌梗死而去世。又如，在看欧洲杯足球赛电视时，一老年球迷心脏病患者，一会儿大叫大嚷，一会儿哈哈大笑，一会儿捶胸顿足，电视没有看完就猝然死去。

环境因素有哪些

除了内在因素能引发心脏病，一

些外在因素也易引发心脏病，而受寒则是引起冠心病、心绞痛发作和心肌梗死的一个常见诱因。经过长期观察，在我国每年11月至第二年4月这一段时间心肌梗死的发病率最高。在冠心病心绞痛临床中也发现，不少患者是由寒冷诱发。寒冷为什么易引发心脏病呢？

（1）寒冷可引起冠状动脉痉挛。在痉挛状态下的冠状动脉，自然不能给心肌提供充足的血液。

（2）寒冷直接刺激体表小血管，

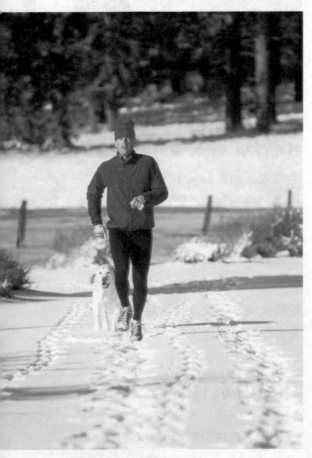

引起血管收缩，从而增加了心脏的负担。

（3）寒冷刺激的血管发生收缩、痉挛，在这种状态下，可使周围阻力增高，血压上升，增加心肌的耗氧量。

（4）寒冷季节里呼吸道疾病发病率高，特别是冠心病合并肺源性心脏病的患者，便会因长期咳嗽、气喘，在缺氧状态时，血液黏稠度增高，如果精神又极度紧张，诱发冠状动脉缺血就使原来疾病加重，冠状动脉也会因此而发生痉挛，甚至引起心肌灶状坏死。

冠心病患者在寒冷季节要注意保暖，进行户外活动时，要穿戴好衣帽、围上围巾。还要注意勤换鞋袜，足底不要受寒受潮，俗话说："寒从脚下生"，这是很有道理的。在大风、大雪、阴雨等恶劣天气里，不要去室外活动。

老年人特别是高龄老人，冬季不要起得太早，这就是古人说的"早卧晚起，必待日光"，以保护人体阳气，避免受寒。冠心病患者也不应该洗冷水浴，突如其来的寒冷刺激可引起冠状动脉痉挛，引起心绞痛或诱发心肌梗死。

另外，高热潮湿的环境，也易于诱发心绞痛。此时周围血管扩张，心跳加快，心血搏出量增加，心容

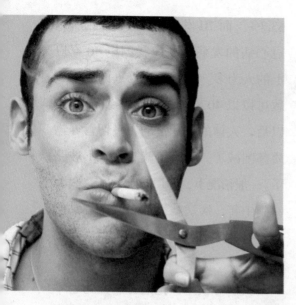

量亦相应增加，从而增加了心肌的耗氧量而诱发心绞痛。保护自己才是珍惜生命。

吸烟有什么影响

吸烟有害健康，这个道理人人皆知。吸烟也是全世界公认的冠心病四个危险因素（即高胆固醇血症、高血压病、超重、吸烟）之一。吸烟后烟碱被人体吸收，可引起心率加快，吸烟者的心率通常要比不吸烟者快，同时吸烟还会引起周围血管及冠状动脉血管痉挛、血压升高，并使冠状动脉血流减慢。

烟雾中含有一氧化碳，吸烟者血内一氧化碳血红蛋白增多，在不吸烟者的血里，一氧化碳血红蛋白为

0.5%～0.7%，长期吸烟者则可增至10%～15%。血液中一氧化碳浓度过高，使血管壁发生相对性缺氧，血管壁的通透性升高，这就为血浆脂质血管壁内的沉积制造了条件。吸烟还可促进血中儿茶酚胺的浓度过高，其结果是既增加了心肌的耗氧量，也增加了血小板的黏滞性，从而引起冠脉痉挛和外周血管的阻力增高。因此，少吸烟、不吸烟对身体健康是相当有益的。

饮酒有什么影响

对于饮酒的看法一直是毁誉参半。酒的主要成分是酒精和水。如人们常常喝的白酒、葡萄酒及其他果汁酒、啤酒，只不过含量多少不一样而已。大量酒精对人体是有害的，对人的心脏、肝脏、消化道黏膜、中枢神经系统都会造成损害。大量酒精不仅增加心脏的负担、损害心肌，导致心肌能量代谢障碍，还会影响肝脏功能、抑制脂蛋白脂肪酶的溶脂活力；还可诱发甘油三酯上升，从而导致动脉粥样硬化。所以，冠心病患者从原则上讲是不能饮酒的，大量饮酒就更不应该了。

但是，如果能控制性地饮少量的

酒，对绝大多数人来说，就不仅无害，而且有一定益处。例如白酒一般每日不超过 50 毫升，葡萄酒每日不超过 100 毫升，啤酒每日不超过 500 毫升。

当然，饮用药酒要另当别论，冠心病患者如果饮用药酒，需要医生根据病情拟方配制，酒药方和汤药方的原理一样，必须对症下药，不是什么样的药酒都可以拿来喝。同时，饮用药酒也要适时。

因此，大家一致认为：如果心脏病患者从无喝酒习惯，最好不要喝酒。有喝酒习惯者，可以适量地饮酒，但不可过量。

年龄因素真的很重要吗

岁月催人老的同时，岁月也让人的身体抵抗力越来越差。冠心病的前奏是冠状动脉粥样硬化。有资料表明：这种硬化，在 40～49 岁占

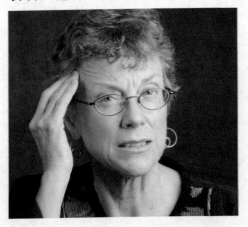

63.7%，而 70 岁以上占 100%。所以冠心病的发病率，在我国以 40 岁以上的人为多。也就是说，人的一生大致可以以 40 岁为一个分界线，40 岁以后，人体的生命活动、一切营养物质都削减了，健康也就开始走下坡路了。一般情况下，中年以前较少有疾病，一到中年，疾病就逐渐多起来：头上开始有白发，视力下降，看东西发花，牙齿松动、脱落，胃口也差了……

人们习惯上，把冠心病归为老年病。其实它不仅仅是老年病。不要说 40 岁以下发生冠心病者现今已不算罕见，就是从动脉粥样硬化来说也并不是从中年才开始，实际上从幼年开始就逐渐出现，只不过随着年龄的增长，其病变的程度加重，速度也加快而已。因此，根据年龄因素，判断疾病固然重要，而预防工作更要趁早。

与性别有什么关系

在现代文明社会中，不允许有性别歧视，但一些疾病却有着性别偏向。在冠性动脉粥样硬化性心脏病的发病中，有一个明显的特点，就是男性的发病率显著地高于女性。两者之比值约为 5：1。但是，这是一个令人感到不解的问题，这种差异就是女性在

50岁之前而言，50岁以前，这种差异很明显；而50岁之后，男女发病率之比就差不多了。

医学家们针对上述问题进行了多年的研究，终于得出了一个这样的结论：这种差异主要与雌激素的分泌水平有关。什么是雌激素呢？

雌激素属于类固醇激素，是由卵巢合成并分泌的，其生理作用是：

（1）促进女性生殖器官的发育。

（2）增加宫颈黏液的分泌，使宫颈黏液呈水样，较为稀薄，有利于精子穿过。

（3）增强输卵管和子宫平滑肌的活动，使其收缩力和收缩的频率增加，有利于卵子和精子的运输。

（4）促进和维持女性副性特征。

（5）有促进体内水和钠潴留的作用。

医学家们又通过研究发现，雌激素除了上述作用以外，还在人体脂肪代谢方面产生特殊的作用。雌激素一方面可使人体内低密度脂蛋白、血胆固醇、甘油三酯降低，而低密度脂蛋白、血胆固醇、甘油三酯增高是形成动脉粥样硬化的罪魁祸首；另一方面，雌激素可使高密度脂蛋白增高，而高密度脂蛋白则是一种对抗动脉粥样硬化的脂蛋白。女性在50岁以前，

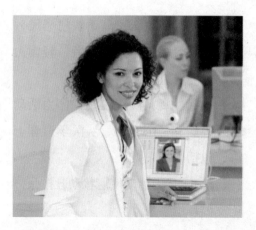

正是雌激素分泌旺盛时期，由于雌激素有这样的作用，所以，女性冠心病的发病率在这段时期就显著地低于男性。而女性50岁以后，雌性激素分泌开始减少。其发病率增高则是由于雌激素分泌大大减少，甚至停止分泌的缘故。

除了以上生理上的因素之外，男性和女性相比，在生活习惯、精神紧张程度等方面也存在着一定的差异，例如：男性吸烟者比女性多，饮食量大，社交应酬多，竞争性强等等，是冠心病患者中男性多于女性的另一些原因。

与体力有什么关系

生命在于运动。体力活动包括体力劳动与运动两个方面。缺少体力活动的人，容易患冠心病，在这一方面，医学家认为甚至比饮食因素还重要。从大量调查资料中可以看出：冠心病

的发病率，城市居民高于农村居民，脑力劳动者高于体力劳动者，轻体力活动者高于重体力活动者。

大量的资料调查表明，体力活动对冠心病有一定好处。从医学道理上讲，包括以下几点：

（1）体力活动使冠状动脉扩张，侧支循环增多。

（2）体力活动后，微血管扩张，可改善心肌供血。

（3）体力活动可改善心脏代谢，增强心肌收缩力。

（4）体力活动可增加血纤维蛋白溶解素，降低血小板凝集度。

（5）体力活动可减少肾上腺素能系统的影响，从而减少严重的心律紊乱的危险。

（6）长期体力活动，特别是长期坚持体育运动，可以减轻体重降低血压，降低胆固醇和甘油三酯，增加心肌供氧。

饮食结构与心脏病有什么关系

身体健康离不开丰富的营养，而营养是从饮食上获得的。那么饮食结构该如何安排才最为合理呢？

保持身体健康的最重要因素，是营养的平衡搭配。打破了这种平衡，身体就会出现问题。比如说，如果过度肥胖的话，就容易得心脏病。

人之所以过度肥胖，有多方面的原因，饮食结构不合理是原因之一，肥胖在中老年人中相当普遍，随着人民生活水平的提高，膳食结构发生了很大的变化，于是胖子越来越多。不仅中老年人群胖子多，小孩子中的"胖墩儿"也很常见。肥胖被医学界看作一个严重问题，许多专家对人们吃得太好，动得太少，胖子增多感到忧虑。而肥胖人易患冠心病。曾有资料表明肥胖者的冠心病发病率为瘦小者的5倍。肥胖多在冠心病前7～8年发生，如肥胖是在短期内发生者，即突然"发福"者，更易发生冠心病，极度肥胖者冠心病的发病率就更高了。而一般肥胖和超重患者通过减肥以后，血压、血糖、血脂都随着下降，冠心病的发病率也随之下降。

因此，中老年人应该积极参加各项体力活动，对冠心病的发生有很好的预防作用。已经被确诊为冠心病的人，也应该适当地运动，不过要掌握活动的时间与量。

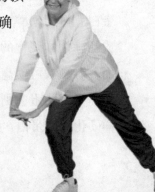

正确午睡能防冠心病

患冠状动脉疾病的人，大约99％是由冠状动脉粥样硬化引起的。所以，冠状动脉性心脏病实际上就是指冠状动脉粥样硬化性心脏病，简称冠心病。

当冠状动脉粥样硬化发展到一定程度，而导致冠状动脉的管腔严重狭窄、阻塞时，即可造成心肌缺血、缺氧，从而发生一系列的症状(如胸闷、心绞痛等)，甚至发生心肌梗死而危及生命。这些病变即为冠状动脉粥样硬化性心脏病。其实质是心肌缺血。所以也称为缺血性心脏病。

平时我们说的冠心病多数是动脉器质性狭窄或阻塞引起的，又称冠状动脉粥样硬化性心脏病。其冠状动脉狭窄多系脂肪物质沿血管内壁堆积所致，这一过程称为动脉硬化。动脉硬化发展到一定程度，冠状动脉狭窄逐渐加重，限制流入心肌的血流。心脏得不到足够的氧气供给，就会发生胸部不适，即心绞痛。

午睡是绝大多数人的生活习惯，然而，如何午睡却大有学问，尤其是对冠心病患者来说，做到科学地午睡甚为重要。否则，不但得不到裨益，还会带来危害。

冠心病患者午睡好。这是瑞典医学专家对97名冠心病患者和90名健康者进行多变量分析后得出的结论。该研究表明，每天午睡30分钟可使冠心病发生率减少30%。研究者指出，地中海地区国家冠心病发病率低与他们传统的午睡习惯分不开。北欧和北美冠心病的发病率高，则与他们缺乏午睡有关。

那么，冠心病患者怎样午睡才算得法呢?首先，午睡前不要吃得太饱，太油腻。因为太饱使胃膨胀，膈肌升高，影响心脏正常收缩和舒张；太油腻会增加血液黏稠度，加重冠状动脉病变。

其次，午饭后不宜立即午睡。因为饭后大量血流流向胃部，血压降低，大脑供氧明显减少，此时午睡易致大脑供血不足，因此，以先休息20分钟后再上床午睡为宜。

再次，注意睡姿。冠心病患者睡觉宜采取头高脚低右侧卧位，以减轻对心脏的压力，并防止打鼾。有些冠心病患者喜欢坐着或伏案打盹，这是有害的，因为它会使脑部缺血、缺氧加剧。

第四，同时伴有高血压的冠心病患者睡前忌服降压药。因为人体入睡后的血压比醒时的血压下降20%左右，睡前服药易使心、脑、肾等重要脏器供血不足，促使血小板等凝血物质附着在血管壁上形成血栓，导致缺血性中风。

第五，冠心病患者午睡时间以1小时左右为宜。起床前应先在床上轻轻活动一下手脚，然后再慢慢坐起。用手在心前区和胸部做5～10分钟的自我按摩，可加强血液流动。下床后，最好能立即喝一杯白开水，以补充体内水分，降低血液黏稠度，达到扩张血管和减少血栓形成的目的。

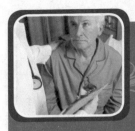

心脏病的种类

一般将心脏疾病分为先天性与后天性两大类。先天性心脏病是先天患得的，后天性心血管病均为出生以后罹患。心脏病是所有心脏疾病的总称。

（一）冠 心 病

冠心病是指冠状动脉粥样硬化，导致心脏血管狭窄，甚至阻塞，从而形成的以心肌缺血缺氧为特点的心脏病。

它是严重危害人类健康的疾病，

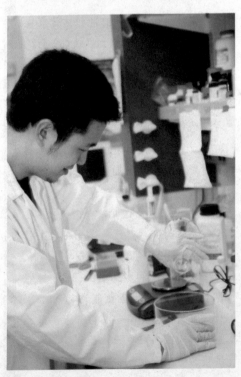

在美国，每年因本病死亡约50余万人，占人口年死亡率的33%～50%，占心脏病死亡数率的50%～75%。在我国发病率也在逐年增加。本病多发生在40岁以后，男性多于女性，脑力劳动者多于体力劳动者。

冠心病的发生伴有家族史，这可能与家族遗传基因缺陷有关。另外高血压病、高脂血症、糖尿病均易导致动脉粥样硬化、冠状动脉狭窄而发生冠心病，因此患有上述疾病者，必须积极治疗，以免诱发更严重的病症。

冠心病是由冠状动脉病变引起的一种心脏病。冠状动脉是主动脉的第一个分支，供给心脏血液，如果发生病变引起管腔狭窄或闭塞，即产生冠状循环障碍，使心肌血液供应不足，因而引起心脏病变。

哪些病理因素能引发冠心病

1 冠状动脉粥样硬化

冠状动脉粥样硬化是导致冠状动脉性心脏病的最常见原因，亦称冠状动脉粥样硬化性心脏病。本病占所有冠状动脉性心脏病的 95% 左右，故一般所称冠状动脉性心脏病，实指冠状动脉粥样硬化性心脏病。

2 梅毒性主动脉炎

它是引起冠状动脉口狭窄或闭塞，是冠状动脉性心脏病的第二种常见的原因。如今梅毒已不多见，本病因而相对来说已不重要。但个别情况在鉴别诊断上则仍需考虑。

另外，结节性多动脉炎，风湿性动脉炎，血栓闭塞性脉管炎，引起冠状脉栓塞以及冠状动脉的先天性畸形与创伤等均可能引起冠心病，但这均较为少见。

饮食因素有哪些

冠心病的形成，主要建立在动脉粥样硬化的基础上，而动脉粥样硬化的形成遗传因素，则与饮食、年龄、职业、肥胖以及血脂升高和血压升高有关。

1 摄入盐过多

有些人口味较重，饮食中喜欢摄入过多的盐，而盐的主要成分是氯化钠，钠离子能引起水潴留，增多血容量，升高血压，而高血压无疑又加重了动脉粥样硬化，容易引起冠心病。

2 摄入动物脂肪较多

有人喜欢吃荤食，一顿无肉便食不甘味，如果摄入动物脂肪较多则直接导致血脂升高，而血脂进一步沉积于动脉管壁，就会形成动脉粥样硬化，如果这种粥样硬化发生于冠状动脉，则会造成冠状动脉狭窄而引发冠心病。

3 过度饱食

进食要有个度，过饥、过饱都不利。过度饱食是冠心病、心绞痛和心肌梗死发作的诱因。吃得太饱，膈肌上抬，对心脏的压力增大，加重心脏负担，从而诱发心绞痛或心肌梗死。

4 经常吃甜食

爱吃甜食的人很多，经常吃甜食容易诱发糖尿病，而糖尿病患者，又容易引起动脉粥样硬化，诱发冠心病。

其他因素有哪些

> 年龄、职业、肥胖、劳累、情绪激动、吸烟、饱食、受寒、阴雨天等常能诱发此病的发生。

1 年龄

岁月不饶人，人的容颜的衰老，在疾病上也有所体现，年龄超过40岁时，开始出现动脉粥样硬化，超过49岁则进展加快，因此，超过40岁特别是49岁以后成为冠心病的高发病期。

2 职业

从事体力活动过少、脑力活动紧张、经常有紧迫感的工作，较易患冠心病。

3 性格

性格急躁、进取心强的人；A型血的人；工作专心、不会安排休息、压力过大的人，都易患冠心病。

4 肥胖

超标体重的肥胖者，易患冠心病。体重增加为什么易患冠心病呢？主要是由于体重增加，使全身的供血量增加，心脏负担加重，相对来说，心脏肌肉对血液、氧气的需求量也就大大增加，而肥胖患者大多血脂高，冠状动脉狭窄，供给心脏血量不足，当供需矛盾出现时，就易发作冠心病了。

5 劳累

在冠状动脉粥样硬化狭窄的前提下，劳累必然加重心脏负担，使心肌耗血、耗氧量增加，导致心绞痛和心肌梗死发作。

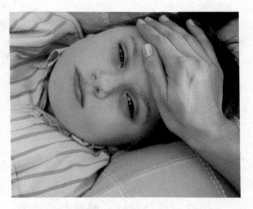

6 情绪激动

冠状动脉狭窄时,如果时常大怒、大喜、大悲,便可使心率增快,血压增高,心脏负荷加重,诱发心绞痛及心肌梗死。

7 吸烟

吸烟有害健康,绝对不是一句空话,有人统计,吸烟者与不吸烟者相比,冠心病的发病率、死亡率增高2~6倍。吸烟可诱发冠状动脉痉挛,血流量突降,从而诱发心绞痛。

8 受寒和阴雨天

环境因素对疾病的诱发,绝对不能忽视。在受寒后,血管痉挛,血压增高,冠状动脉痉挛,心肌缺血加重,易诱发冠心病心绞痛和心肌梗死。阴雨天气压低,心脏负担相对要重一些,也易发作心绞痛和心肌梗死。

临床症状有什么

冠心病由于冠状动脉病变的部位、范围、血管闭塞的程度及心肌缺血的程度的不同而表现各异。在临床上常分为五种类型,分别为:隐匿型冠心病、心绞痛型冠心病、心肌梗死型冠心病、心力衰竭和心律失常型冠心病、猝死型冠心病。

心绞痛型、心肌梗死型、心律失常和心力衰竭型冠心病由于病性较重,对生活影响较大,从而为广大群众所熟知,故将其作为单独的疾病治疗。

隐匿型冠心病又称为无症状性冠心病。患者多数无临床症状,或仅微感胸闷、不适,常在体检时通过心电图检查发现,亦可从未发现而直接导致冠心病猝死,或演变为其他类型的冠心病。

猝死型冠心病患者在平常一般多无临床表现,直至突然发病,此型患者发病多在隆冬季节,而且年龄往往不是很大,死亡率极高,也有少数患者抢救及时可以存活。因为有抢救成功的可能,故亦有人主张将其称为"心脏骤停型冠心病"。存活患者中多数在发病前有少数非特异性的先兆症状,如轻微的疲劳感、胸痛、情绪改变等。

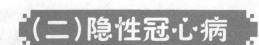

(二)隐性冠心病

隐性冠状动脉性心脏病，也是由冠状动脉引起的一种心脏病。

哪些病理因素能引发

隐性冠状动脉性心脏病是指在病理解剖上冠状动脉已有病变，但临床上患者并无心肌缺血或其他心脏方面的症状。

临床有哪些症状

本病的诱因与常见冠心病基本相同，临床上虽无症状，但可能突然转为心绞痛或心肌梗死，亦可能逐渐演变成心肌硬化，个别患者可能突然引起严重的心律失常或心脏停搏而致猝死。

如何诊断治疗

目前尚无满意的方法来诊断没有明显影响到心肌血液供应的冠状动脉病，因此对隐性冠状动脉性心脏病的最早期诊断，需要到有客观检查发现有心肌缺血的证据时才能成立。常用的方法是增加心脏负荷之后作心电图

检查，包括二级梯运动试验、饱餐试验等。通过这些试验可使休息时心电图正常的患者，负荷之后出现心肌缺血的心电图表现，从而确立诊断。心冲击图虽然对本病的早期诊断亦有帮助，但由于此项检查可受到许多其他因素的影响而发生变化，因此其特异性较差。休息时心电图有明确的心肌缺血表现，但临床上无症状者，亦属本病的范围。心电图中有心肌缺血型的改变时，需要和心肌炎、心肌病、心包炎、电解质紊乱、内分泌病以及药物作用所引起的 ST 段与 T 波改变相鉴别。

发现本病后，宜保持适量的体力活动，逐步加强锻炼。

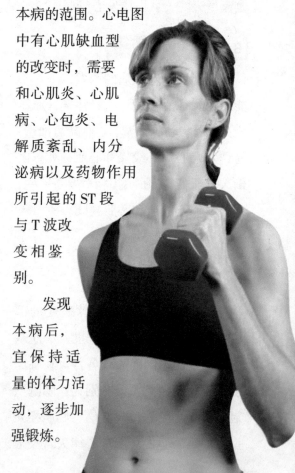

（三）·心肌梗死

心肌梗死是冠状动脉急性闭塞，使部分心肌因严重持久的缺血而发生的局部坏死。常见剧烈而持久的胸骨后疼痛、休克、发热、白细胞增多、红细胞沉降率加快、血清酶活力增高及进行性心电图变化等。

致病原因有哪些

最常见原因是由于冠状动脉粥样硬化，而在冠状动脉的支脉上，长出了血栓，血流中断，而这个动脉的支脉所管辖领域的心肌，等于即将烂掉而失去功能。因此这个部分的心肌就失去了它原有的功能。

这种病多在 40～70 岁之间的人群中发生。其中使用大脑较多的职业人中较多发生，并且男性比女性容易罹患；同时患有高血压或糖尿病的患者，比普通人容易患此病。但在欧美，大多由高血压、动脉粥样硬化而引起心脏病，特别是心肌粥样梗死；在东方国家，动脉粥样硬化的人，容易引起脑出血、脑血栓等中风病。总之，动脉粥样硬化是很严重的一种病，尤其是中年以上的人，稍有迹象就应该及时就医。

临床有怎样的症状表现

典型症状为心前区或胸骨后剧痛，有恐惧濒死感；发热，38～39℃；心律失常、头晕、昏厥；休克、烦躁、面色苍白、冷汗淋漓、手足冰凉；胃肠道反应：恶心、呕吐、打嗝；心力衰竭、呼吸困难、咳嗽、口唇发绀。往往在睡眠中，或者在安静坐着的时候，突然以胸部疼痛开始发作，通常在发作前两三天，就感到不舒服，在胸部有轻微的不快感，但是开始发作后的胸部疼痛，则是极其痛苦的，通常持续约 30 分钟。

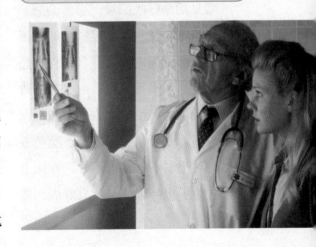

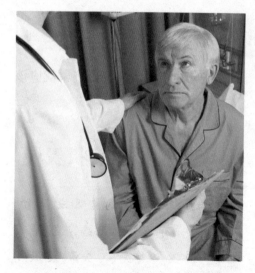

极度的疼痛，就像胸部被抓破一样，几乎快要死了，一直想多呼吸一些新鲜空气。疼痛发自胸骨背面到心窝部，有时疼痛向背部和肩部发散。当疼痛发作时，只有吗啡可以使其镇静下来，有时过分疼痛，还会引起休克以致死亡，所以疼痛一旦发作，止痛是第一步。

不过有时疼痛较弱，几乎不自觉，只是偶然才发现已经患有心肌梗死。

常见的是呼吸困难，患者会感到似乎无法呼吸及空气不足。此时，不仅在心窝部感到疼痛，并且常伴有恶心、呕吐、下痢等症状。由于痛苦难忍，患者常会害怕会死去，因此面部表情也痛苦万分，额冒冷汗、脸色苍白，有时坐也不好站也不好，在床上翻滚，为了想舒服一点，只好做"起坐呼吸"。

如何诊断

1 根据症状诊断

心前区突发性的持续剧痛，伴有恐惧感、面色苍白、大汗淋漓。疼痛发作时间可持续数小时或数天，重者可出现各种心律失常、休克、急性左心衰竭及猝死。

2 心电图

起病后数小时心电图即有变化，出现典型的心肌梗死波型。

3 化验

白细胞增加，血沉增快，心肌肌钙蛋白（cTn），肌酸激酶同功酶（CK-MB），血清谷草酰乙酸转氨酶及乳酸脱氢酶增高。

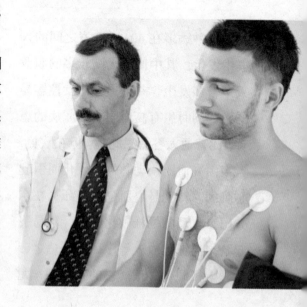

（四）·心绞痛

心绞痛是心肌急剧的、暂时的缺血与缺氧所引起的一种心脏疾病，其特点表现为阵发性的前胸压榨痛或疼痛感觉，主要位于胸骨后部，可放射至心前区、左肩、左颈部与左上肢，常在劳累或情绪激动时发生，多持续3～5分钟，很少超过10分钟，立即休息或用亚硝酸酯制剂可迅速减轻疼痛，甚至使症状消失。

本病男性多于女性，多数患者在40岁以上，可与高血压、糖尿病同时存在。情绪激动、劳累、阴雨天气、饱食、受寒、周围循环衰竭等为常见的诱因。

哪些病理因素易引发

心脏对机械性刺激并无病痛感觉，但对缺血与缺氧则甚为敏感。当冠状动脉所供给的血流量不能满足心脏的需要，供与求之间发生矛盾，引起心肌的急剧的、暂时性的缺血与缺氧时，即产生心绞痛。

在正常情况下，冠状循环有很大的储备力量，其血流量随身体的生理情况而有显著的变化。在剧烈体力活动时，冠状动脉适当地扩张，血流量可增加到休息时的6～7倍。冠状动脉狭窄或部分分支闭塞时，其平时血流量已减少，扩张性又减弱，血流量相对地比较固定，不能随身体的需要而大量增加，这就会产生冠状循环功能不全。

冠状循环功能不全的程度不一，有时血流的供给可能减低到仅能应付心脏平时的需要，但当心脏工作临时增加，如劳动、兴奋等便会增加心肌

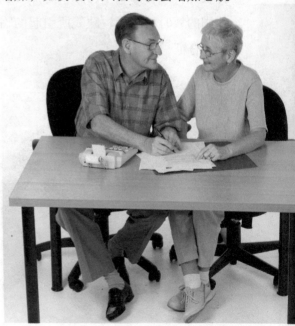

氧耗量，对血液的需求进一步增加；或在突然发生循环血流减少的情况下，如休克、极度心动过速等，供不应求的矛盾加深，心肌血液供给不足时，遂引起心绞痛。或当冠状动脉发生痉挛，如吸烟过度或神经反射引起的痉挛，使冠状动脉血流进一步减少；肺充血，心率增快，增加心肌氧耗量，亦可激发心绞痛。

主动脉瓣狭窄或关闭不全、冠状循环血流减少导致严重缺血、冠状循环血液携氧量不足等都可引发此症。

高级神经活动调节功能障碍，影响冠状动脉舒缩功能，对本病的发病起重要作用。

心绞痛常见的病因是冠状动脉粥样硬化，或梅毒性主动脉炎造成心脏急剧的暂时的缺血、缺氧所引起的临床综合征。

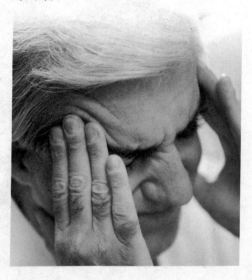

临床有什么症状表现

典型症状为心前区的憋闷感、紧缩感、烧灼感、疼痛感；胸骨后的烧灼、钝痛、压迫感；疼痛向左肩背、左臂、左臂无名指、小指放射；舌下含硝酸甘油数分钟可缓解。典型的发作为突然发生的疼痛，于劳动或兴奋时，受寒或饱餐后发生。痛位位于胸骨上段或中段之后，亦可能波及大部分心前区，可放射至肩、上肢、颈或背，以左肩或左上肢由前臂内侧直达小指与无名指。

疼痛性质因人而异，多为压榨性、窒息性或闷胀性，有时伴有将死的恐惧感觉。每次发作历时 1～5 分钟，偶可持续 15 分钟之久，休息后或服用硝酸盐制剂后可缓解。

病重的患者疼痛可能在休息时发生。有些患者夜间发生疼痛。发作时患者面色苍白，表情焦虑，不愿活动。严重者可出冷汗。不典型的发作，疼痛可能位于上腹部、颈、咽、下颌或背部，并可能伴有消化道的症状。

此外，尚有"变异型心绞痛"，发作时疼痛剧烈，持续时间较长，类似急性心肌梗死。

如何诊断

1 根据临床症状诊断

胸骨后或左前胸比较固定部位的阵发性疼痛，有缩窄性或压迫感，有时放射至左颈、左肩和左臂。多发于体力活动、情绪激动、饱餐、受寒之后。疼痛持续 1 ～ 5 分钟，很少超过15 分钟，舌下含服硝酸甘油片，或服用硝酸盐制剂即可迅速缓解。

2 心电图

平时正常，发作时可出现缺血型ST-T 改变。对症状不典型患者，可做心脏负荷试验。

（五）狭心症

当心脏在活动时所需要的氧气不能从冠状循环充分得到时，就会引起狭心症。狭心症是使人只觉胸部受到压榨、痛得令患者感到似乎快要死亡之病症。

当人在运动时，心脏就要做剧烈的运动和工作，为了有条不紊地工作，则需要比普通情况更多的氧气。但是，如果患有冠状动脉粥样硬化症，则冠状动脉的内腔变细，不容易扩张，因此无法供给心肌所需要的血液，心肌就变成缺乏氧气的状态。同样的，由于其他原因冠状动脉变细时，也会发生这种氧气不足的现象。

同时，由于高血压或瓣膜症导致心肌肥大时，肥大的心肌需要更多的氧气，而冠状循环的氧气之供给赶不上，因此产生了狭心症。此外，如果一个人患有贫血，则红血球所运输的氧气量比正常情形少，所以即使血管没有异常，但对于心肌的氧气供应不足，同样也会引起狭心症。

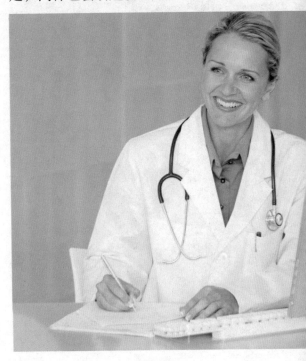

致病原因有哪些

> 狭心症，有 70%～90% 是冠状动脉粥样硬化症引起的，其余则有梅毒性大动脉炎、大动脉瓣口狭窄、风湿性大动瓣闭锁不全、僧帽瓣口狭窄、贫血等原因。

冠状动脉粥样硬化症发展到某种程度，即使安安静静地坐着，或在夜里睡着的时候，根本没有丝毫诱因，也会有狭心症发作的情况。当然，患过心肌

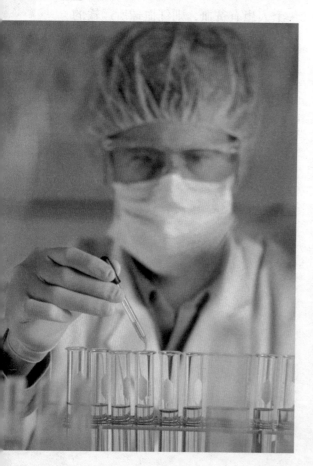

梗死的人，由于早就有了冠状动脉粥样硬化症，因此容易产生狭心症。

劳动性狭心症（运动性狭心症）发生的原因：有些人，在上下班途中怕赶不上汽车而跑步，或者连跑带跳地爬火车站的楼梯，在寒冷中走路或经历工作、惊吓、恐怖、愤怒等激烈的感情变化，总之凡是肉体和精神上有了较重的负担时，都容易发作。

吸烟狭心症发生的原因：吸烟过多，没有节制。

据统计，患狭心症的男性比女性多，而且多半为 40 岁以上劳心的人。

临床有哪些症状表现

> 这种症状的典型特征是胸部痛，胸骨稍偏上方的背面感到疼痛，但是心脏本身却不痛。

有时疼痛向颌部、颈部、肩部扩散，疼痛起来，就像用锥刺一般，有时比疼痛更厉害的是胸部受到压迫，重压得无法呼吸。

发作通常持续两三分钟，如果在运动之后发生，那么要立即静下来，多半一两分钟后就会转好。但在安静时发作的，发作时间达 5～15 分钟，甚至延续达 30 分钟之久。

（六）慢性风湿性心脏病

风湿病是一种常见的反复发作的炎症，以心脏及关节受累最为显著。风湿病急性发作后，常遗留显著的心脏损害，特别是瓣膜的病变，形成慢性风湿性心脏病。

致病原因有哪些

一般认为这是由于 A 群 B 型溶血性连锁菌感染后，所发生的敏感性反应，成为引起风湿性心脏病的原因。

慢性风湿性心脏病是急性风湿性心脏病的心脏瓣膜瘢痕病变。最常见的是二尖瓣病变，或二尖瓣合并主动脉瓣病变。

这种细菌可说是一种比较常见的细菌，所以在喉咙痛而发热的扁桃腺发炎时，很容易感染。但并非每一个感染这种细菌的人都会染上风湿热。据统计，其罹患率只有 0.3% ~ 3%。

通常在湿气多而较寒冷的环境下，较为容易发生；而 5 ~ 15 岁的儿童最容易患此病。

临床症状有哪些

当细菌感染导致扁桃腺发炎时，通常初期并无症状，一般在 1 ~ 4 星期后才发病。

症状之一是发热，通常可以发热到 40℃，有时也有 37℃ 左右的低热。这种病态，很快就会蔓延到全身的器官，就症状来说，有心脏、关节炎、舞蹈病等症状。

最容易受侵犯的是僧瓣帽，其次是大动脉瓣，在病愈之后，还留下瓣膜的变形，后来就变成瓣膜症。

心膜被侵犯时，常常在心膜腔贮存其渗出液，量多时心脏受其压迫，有心脏部压迫感。同时肺部也因受压

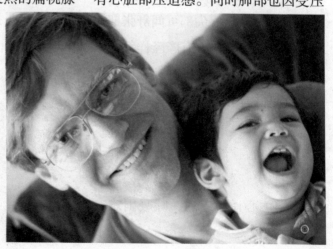

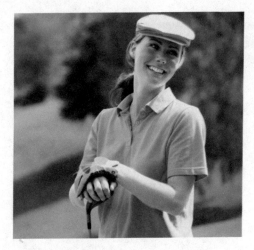

迫而产生呼吸困难。

心肌被侵犯，就感到心脏的疼痛及心悸，尤其在刺激传导系统被侵犯时，即引起心脏的功能障碍、脉搏不齐、脉频等。

如何诊断

（1）有风湿病史，链球菌感染史。

（2）二尖瓣面容：两颧呈紫红色，口唇发紫。心尖部可闻舒张期震颤，第一心音亢进，有隆隆样舒张末期杂音（呈递增型），肺动脉瓣第二心音亢进并有分裂。

（3）自觉乏力、心慌、气短、咳嗽、咯血，严重者可出现急性肺水肿，左心房衰竭。

（4）心悸，乏力，呼吸困难，工作后加重。

（5）心尖区可听到IV级以上响亮、吹风样全收缩期杂音，杂音常掩盖第一心音。

（6）X线：显示左心室及左心房扩大，肺动脉段突出；X线：肺动脉段突出，左房及右心室增大。左心室扩大，主动脉弓突出，搏动增强。

（7）心电图：可有左室肥大及劳损表现；有二尖瓣P波，电轴右偏，右室肥大等改变。

（8）心悸，劳累后呼吸困难，晚期可有左心功能不全症状，极少数患者有心绞痛或昏厥。

（9）心尖搏动移向左下，呈抬举性搏动，心浊音界向左扩大。

（10）主动脉区或第二主动脉瓣区，可听到舒张期漏水样杂音。

（11）收缩期血压明显上升，舒张期血压明显下降，脉压增宽。并可有毛细血管搏动，水冲脉，在肘、膝、腹股沟处大动脉上可闻枪击音。

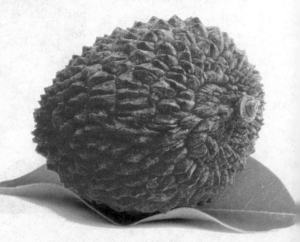

（七）心功能不全

一旦心脏血管系统发生障碍，在初期，心肌变得粗大，虽然一面造成心脏肥大，却担任不使其功能减退的角色。如果进一步恶化，心脏便无法拍出全身脏器所需的血量。这就叫做心功能不全。在全身各种脏器里积留血液，或在心脏的循环内处——上流处积留血液的，也叫做淤血性心功能不全。

哪些病理因素易引发

> 前面所说的心脏瓣膜症、心内膜炎、心肌梗死、心肌炎、心包炎、脉搏不齐等均能引起心功能不全。

下列情形必然引起心功能不全，所以避免这些导因，也就能预防心功能不全的发生。

1 冠状动脉的血流减少

患有瓣膜症等心脏病的患者，在年老时冠状动脉粥样硬化，会因心脏的收缩力减退，而引起心功能不全。此外，也有因高血压引起心脏肥大，从而产生心功能不全。

2 感染因素

有瓣膜症的人，感染了风湿热等直接侵犯到心脏的病，会使心脏的状态更加恶化。另外，呼吸器官的感染，也会引发心功能不全，其理由是由于发热、脉频、心脏的工作增加，而感染细菌所发出的毒素作用到心脏。甚至由于咳嗽，也会使心脏的负担增加。

3 脉搏数以及心律变化

如已有心脏病，一旦引起发作频拍心房颤动、心房扑动等病症，就会妨碍心肌收缩，引起心功能不全。

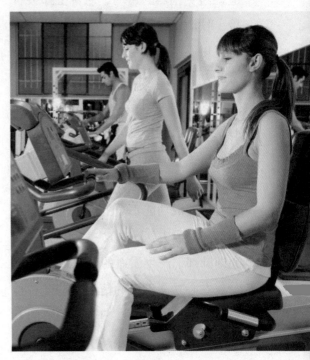

4 怀孕和分娩

症状较轻而有所弥补的心脏病，在怀孕和生产时心脏一般不会受到影响。可是，以往患过心功能不全的人，则有时因受不了怀孕和生产时心脏所承受的负担，而引起心功能不全。

5 过　劳

肉体上的过度劳累和精神上的过度劳神，都是导致心功能不全的原因。所以，有过心脏病的患者，应该避免剧烈的运动、通宵工作或打牌、饮酒、担忧、不安等。心功能不全又以心脏功能受障碍处之不同，而分为左心功能不全及右心功能不全。

左心功能不全的情形，是自左心室的血液排出量减少而静脉还流增加。由于右心室的功能是正常的，所以把增加的静脉血，全部送进肺里。但是，变成功能不全的左心室，却不能全部送出去，于是在左心室的上流，亦即肺部，产生淤血的现象。

右心功能不全的情形，是自右心室的血液排出量减少，于是在右心的上流，亦即在体循环中，产生淤血。肝脏、脾脏、皮肤等，都会产生淤血的现象。

左心功能不全临床有哪些症状表现

1 呼吸困难

呼吸困难是左右心功能不全最常见的症状，初期在安静时是没感觉的，只是在运动之后，会气喘剧烈，这时如果慢慢安静下来时也会气喘，说话的时候，由于喘不过气来而断断续续的，不论走路或爬楼梯，由于呼吸相当困难，有时不得不走走停停。

2 潮式呼吸

潮式呼吸也称陈－施呼吸，这是一种病态的呼吸，先是呼吸逐渐加深，到了最深时又逐渐变浅，然后有10～30秒停止呼吸，而后又回到深呼吸，这种反复不停的不正常呼吸，在左心功能不全时往往可以看到此类现象。无呼吸时间较长，则引起发绀或痉挛。

3 肺水肿

已有上述气喘的患者，易发生肺水肿的症状，并且带有强型的呼吸困难、起坐呼吸、咳嗽、喘鸣等，在肺泡中渗出液体和血液，而吐出粉红色泡状的痰；同时有发绀冒冷汗等现象，在前胸部有压迫感。

肺水肿有时数分钟至数小时就消失，但有时发作较为厉害时可能引起死亡。

右心功能不全临床有哪些症状表现

1 肝脏肿大

肝脏肿大，是右心功能不全的典型症候，这是由于肝脏积多了血液，而变成淤血肝的状态，这时候右上腹部感到很重，甚至从腹壁外也可以摸到。正常人的肝脏是隐藏在右肋骨后面的，但一旦肿大，就从胸廓与腹部中间的肋骨弓中突出。这样一来，肝脏没有受到肋骨的保护，而位于腹壁下面，所以在受到撞击时，往往会发生肝脏破裂，要特别小心。

2 浮 肿

由于皮下组织积水，随着重力的作用，在身体较低部位发生浮肿，例如在脚部、足踝部最常见。

初期，下肢的浮肿，在起床后并不明显，而傍晚时加重。到后来，连

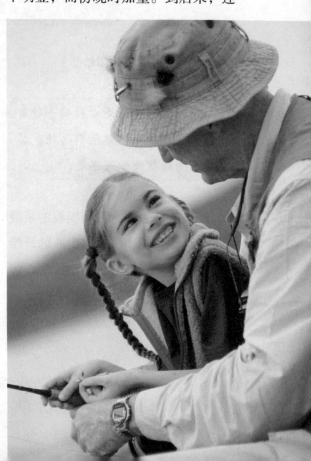

大腿内侧、背部也有出现。长久卧在床上的患者，则在腰和背部都会出现浮肿。

在浮肿之前，由于皮下组织已经积了不少水，因此体重增加、尿量减少。所以心功能不全的患者，量了体重和尿量，就知道有没有浮肿现象，即使不便直接量的时候，也应该注意其增减情形。

3 腹 水

由于肝脏肥大，使得从消化管集中血液后流入门脉的循环就恶化，门脉压升高，腹腔里就淤积腹水。此外，有时胸腔会产生胸水，心膜腔会产生心膜水肿。

4 皮下静脉怒张

有时颈静脉或手背上的静脉肿起努张，严重时身体表面的所有静脉也会隆起，非常显明，站起来时，颈静脉也隆起并且怕动，这则可视为非常严重的右心功能不全。

此外，也可以看到因腹部淤血所引起的食欲不振、腹部膨胀、恶心、便秘、呕吐等其他现象。

(八)急性心包炎

致病原因有哪些

> 急性心包炎，是心膜的一种炎症，多数是由风湿热所引起的，其次是因为结核或细菌感染。

心包炎症包括，渗到膜腔的浆液纤维素性心包炎；没有渗出液的纤维素性的心包炎；积血的出血性心包炎；淤积了化脓液的化脓性心包炎。

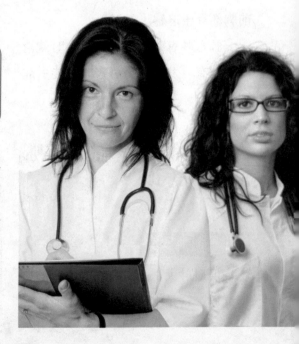

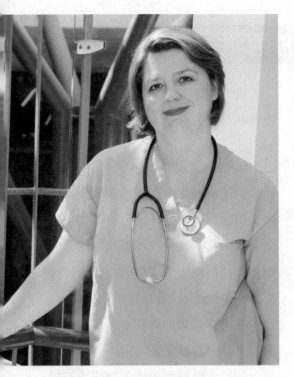

如何诊断与治疗

1 诊 断

可以从症状上来初步诊断，但如果想得到较为准确的结果，可利用心电图检查，以及 X 光透视照片加以诊断。有时也可以做超声波诊断，或在心包腔上用测验性的穿刺，来确诊有没有渗出液。

2 治 疗

急性心包炎治疗的基本原则是：治病先治因，例如是属于风湿性的就使用副肾皮质荷尔蒙，结核性的就用抗结核治疗等，先把引起此症的炎症消除渗出液也会慢慢地消失。

当渗出液使心脏受压迫时，就得想办法消除这些渗出液，因此有时不妨用针插入心包腔，使其排出，将渗出液全部消除，剩余的渗出液自然会吸收干净。

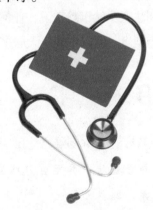

临床有哪些表现

> 疼痛首先出现在心脏部分，随后疼痛扩散到颈部及腕部，当深呼吸或咳嗽时疼痛加剧，发生疼痛的第一个理由是，当渗出液淤积时，心膜便被拉紧，渗出液愈积多，呼吸越困难，呼吸变得浅而快，有时只能坐起来勉强呼吸。

如果积水愈多，患者愈痛苦，这时候也就出现发绀的现象，以致无法入睡，必须把上身倾向前方，痛苦才会缓解。除了这些症状之外，还会出现发热、发冷、发汗，容易疲劳。

（九）亚急性细菌性心内膜炎

究明原因之后，才便于对症下药。致病原因有哪些

> 亚急性细菌性心内膜炎，多数是由于非溶血性连锁球菌的细菌感染而发病的。其中最多的是绿连菌，这种细菌平时在上呼吸道、口腔、喉咙等处。虽然没有发挥"病原性"，但若偶然进入血液而缠住心脏时，就变得非常顽固，连抗生素都难以消除。

一旦细菌进入了心脏，最重要的是会发生像风湿热之后的瓣膜变形。一般都认为，有先天性心脏病的患者，容易患此病。

细菌经常在口腔里，当有蛀牙或进行扁桃腺手术时，便容易进入血液里，必须特别注意。就年龄来说，任何年龄的人都会染患，但以中老年人居多。

临床有哪些症状

> 开始时，有容易疲劳、没有食欲、微热等症状，甚至会突然发高热、恶寒、颤抖。

此病有心脏症状、全身症状、塞栓症状等三种症状。

1 心脏症状

由于细菌在心内膜或瓣膜做成一个类似疣的增殖物，所以有时出现心杂音或引起变化。这种增殖物由于生性脆弱，被剥下来之后就在血里流来流去，有时也变成塞栓症的原因之一。有时在被剥开来的瓣膜上，形成一个洞，引起中心膈穿孔等。

同时，已经由于风湿热而引起瓣膜症的，则瓣膜的变形更加厉害，进而容易引起淤血性心功能不全。

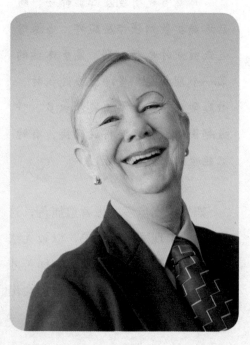

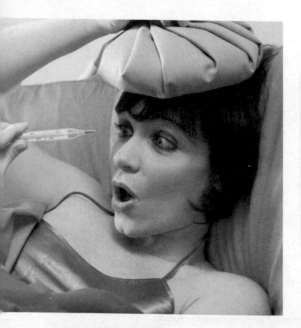

如何诊断

原因不明的发热持续一周以上时，尤其患过瓣膜症或有先天性心脏病的患者，就可能是患了此症，在扁桃腺发炎等进行手术之后发热，就应该加以小心了。如果在皮肤上发现小出血斑及欧斯拉结节，就应该尽快去看医生。

检查时，应特别注意心脏有无杂音，以及各种脏器有没有栓塞症状，从而做出正确无误的诊断。

为了准确诊断，也需要血液的培养检查，因为这种病的血液里有细菌，所以从动脉或静脉抽出些血液，加以培养，使细菌繁殖，大都可以发现细菌，而作确定性诊断。同时可以利用细菌的耐性试验，查明细菌对哪一种抗生素没有抵抗力，就可以找出一些细菌没有抵抗力的抗生素来对付。

② 全身症状

由于细菌感染所引起的中毒症状，有时发热又退热，持续很久，这叫做"弛张热"，发热也不过38℃左右，但会慢慢变成贫血。贫血和发热，则使人衰弱和呼吸困难加剧。

③ 栓塞症状

当细菌的增殖物流到肾脏、皮肤、脾脏、脑等部位，便把这些地方的血管都塞住，于是患者脸色苍白。在锁骨附近、口腔黏膜，尤其在嘴内的上颚部分、手脚部分，时而出现小小的"出血斑"，时而消失。

在手脚尖端的关节附近，或大拇指、小指根部，会长出"欧斯拉结节"，大小就如小豆子一般。

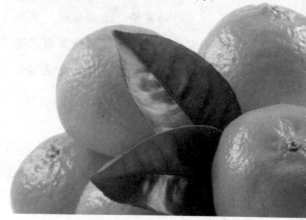

如何治疗

> 患有此病使人有重症之感，体力也急转直下，必须静养。但因病期长，患者往往稍见好转就不想继续保持安静，使心内膜或瓣膜的增殖物被剥掉，而引起栓塞。

在抗生素治疗中以盘尼西林最为有效，如果大量并长时间使用，要由医生决定用量。

实践证明，其他抗生素则不如盘尼西林那么有效，所以通常和盘尼西林配合使用。

当产生呼吸困难、心悸、喘气、浮肿的现象时，就有心功能不全的危险，所以也要做这些方面的治疗。

因食欲大减而且发热，所以饮食调养上要吃容易消化的高蛋白质食物。刺激性调味品因可刺激食欲，所以可以少量进食，但不要太多。烟酒最好戒掉。

（十）心脏瓣膜症

心脏瓣膜症，是一种重要的心脏病，约占心脏病的三四成。瓣膜的作用是把血液送往一个方向，有着使它不逆流的任务。

致病原因是什么

> 在肺动脉瓣、主动脉瓣、三尖瓣都有三个瓣尖，但僧帽瓣则只有两个瓣尖，这个差异可能就是僧帽瓣多瓣膜症的原因。

瓣膜症是由于这些瓣因风湿热或亚急性细菌性心内膜炎等原因而变形，致使瓣无法完全封闭，或因瓣打不开，而使得心脏的泵作用无法完全发挥。

有闭锁不全及狭窄是瓣的功能障碍的两种，有时一个瓣就兼有闭锁不全及狭窄，有时不但一个瓣，连其他的瓣也被侵犯，叫做联合瓣膜症。

在心脏瓣膜症中，僧帽瓣出问题的可能性最大，占一半以上；其次为主动脉瓣，占20％左右。僧帽瓣和主动脉瓣都出毛病的，约占 10%，三尖瓣和肺动脉瓣出问题的则较少。

包括哪几种类型

1 僧帽瓣闭锁不全

僧帽瓣闭锁不全大多是由风湿热性心内膜炎而引起。有时是因细菌性心内膜炎，甚至有时候，是由于瓣上类似细线的名叫"腱素"的断了才引起的。

致病原因：发生此病原因，是由于左心房和左心室交界的僧帽瓣，无法完全闭锁，因此在心脏收缩时，血液从左心室倒流到左心房里去，使左心房内的血液增加，而为了支撑这个局面，左心房自然就肥大或扩张了。

而当左心房里增加的血，最后还是被送入左心室里去，于是左心室也扩张、肥大。

临床症状：瓣膜症的变化较轻时，甚至没有症状。但在不停的剧烈运动时，初期因心脏肥大或扩张，而可以暂时补偿，但长时间的运动后，就感到发绀和呼吸困难。

诊断与治疗：这种病的诊断，可以通过听诊，但做 X 光透视、心电图检查、心脏导管检查，就更能做出

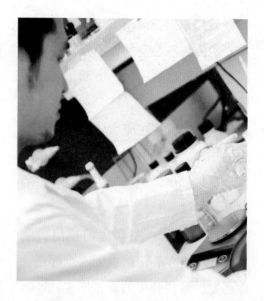

正确诊断。

治疗主要采用内科治疗，第一要使患者保持安静，第二是用实芰塔里斯来治疗，药性虽佳，是一强力的强心剂，但因不良反应也强，例如胃口不好、想吐，然后发生徐脉、脉搏不齐等，甚至可能死亡，所以服用时必须特别小心。具体采用哪种治疗方法，要看病的程度、进行状态和时期来决定，所以应请示专家作适当的判断。

2 僧帽瓣口狭窄

正常人的僧帽瓣口，面积约 5 平方厘米，但轻症者，仅 1～2 平方厘米，到了仅余 0.5 平方厘米时，便是重症的症状了。此病几乎都是由于风湿性心内膜炎所引起，通常患了风湿性心内膜炎之后，经过两年，才会得此病。

致病原因：僧帽瓣口狭窄，是由左心房流到左心室的血不畅，左心房剩下的血就增多；另一方面，从肺静脉流到左心房的血，还是一样多。因此，左心房就扩张肥大，但增加往心房的拍出力也有限度，因此肺部很快就会呈现淤血，然后又引起右心室的肥大、扩张。

临床症状：左心房的拍出力变弱时，由于左心房的血无法全部送往左心室，致使肺里的血就增多，这时候嘴唇或脸颊会发绀，呼吸困难也加剧，且咳嗽多、痰多，有时还会咯血。同时容易引起心悸或心脏部位的不快感，喝茶、咖啡、酒时，症状就加剧，有时会出现强烈的胸痛，亦即狭心症状；也很容易引起脉搏不齐，尤其容易引起心房颤动。

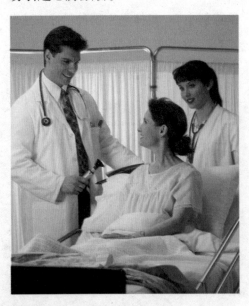

右心的负担增加，呼吸困难就加剧，稍做运动就出现呼吸困难，不做运动时也不免呈现症状，甚至连躺在床上也受不了，而不得不做"起坐呼吸"。

由于肝脏血液过多，而使肝脏肿大，手脚及脸部则发生浮肿，从而使右心功能不全的症状变强，更因血液蓄积过多，容易在心房形成血栓，流出去之后，在血管里塞住，形成脑、肺、四肢的塞栓，这种情况十分危险。

当形成一个大的"球状血栓"时，会把僧帽瓣口完全塞住，成为暴毙的原因。

诊断与治疗：这种病以听诊就可以诊断，但仍不宜放弃X光透视照片、心音图检查、心脏超声检查和心脏导管检查。

内科治疗则需要静养和使用强心剂，但须遵从医生指示。

由于开刀后的反应仍以年轻时较佳，所以要开刀就宜趁早。不过假如风湿病是属活动性的，有可能发生把狭窄部扩大后，又会愈合而成更狭窄现象，所以开刀的时机，要由专家来决定。

此外，开刀之后，有时也会形成僧帽瓣闭锁不全，这是由于开刀时，这个瓣已经相当硬化的原因，不能说是开刀失败。

虽然开刀也有一定的危险，但一般认为开刀还是一种相当有效的治疗方法。

这种病由于症状强烈，发展通常也很快，所以必须及早治疗。为了不使病症加重，须禁止过量的体力劳动，但初期不必整天卧床，也不需要强心剂。

3 主动脉瓣闭锁不全

此症任何年龄阶段都有可能患上，只是病因各不相同。儿童或青年的主动脉瓣闭锁不全，几乎都是风湿性的，但中年以后发病的则几乎都是由梅毒所致。老年人发病，有时是因动脉粥样硬化所引起的。

主动脉瓣闭锁不全，是以左心室的变化为主，而左心室较为强壮有力，所以在认定症状之前，需要一段期间。因而，许多人患了此病并不知道，依然从事着不适宜的活动。

临床症状：一旦有了如下的症状，就很难消除，从而感到痛苦。如果左心室的拍出力减弱，首先运动时，就会引起呼吸困难，最初是轻度的，后来慢慢加剧，只好坐着呼吸了。另外，有时在夜晚睡眠时，突然有呼吸困难的情况发作，这就叫做"发作性

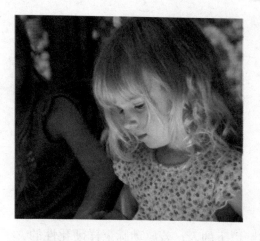

呼吸困难"。

上述症状发生不久，右心室的力量也转弱，显出右心功能不全的症状，包括浮肿以及肝脏肿大。

诊断与治疗：诊断时，因其心杂音和脉搏有特征，所以并不困难，并以X光透视照片和心脏超声检查为参考。

不论是风湿性或梅毒性的，一旦出现心功能不全的症状，就发展得很快，连强心剂都没有什么效果。所以即使没有症状，也要避免过激的体力劳动，不使心脏有太大的负担；同时在出现心功能不全的症状时，则需要强心剂的治疗。

如是梅毒性，须作"驱梅疗法"，但治疗难度很大，所以有梅毒时必须尽速治疗，以免引起主动脉瓣闭锁不全。

在外科上，人工瓣的移植手术已开始兴起并且效果不错。

4 主动脉瓣口狭窄

这种病主要由于风湿热及动脉粥样硬化引起，很少单独发生，多半与僧帽瓣口狭窄、主动脉瓣闭锁不全合并发生。

若此病属风湿性的，多与其他瓣膜症合并发生，年龄也多半是50岁以下的人；若属动脉粥样硬化性的，则多半为年纪大的男性。

致病原因：此病由于主动脉瓣口很窄，所以由左心室拍出的血液，无法完全送出去而部分留在左心室，于是左心室的扩张容积就增加，因此左心室就有较强的收缩，想把多余的血液也送到主动脉去，故而引起肥大。有时心脏的重量会达到600多克，为正常的2倍之多。

临床症状：由于在较长时间里慢慢进行，所以不发生循环障碍的时间较长。在此期间，有时会发生晕倒、目眩、狭心症等症状。

若左心室的力量较弱，出现左心功能不全的症状，尤其在运动之后，容易发生呼吸困难、咳嗽和痰多等症状。

若心室的力量减弱，常发生浮肿、肝脏肿大。

诊断与治疗：在发现此病时，就应立刻就医。在初期的轻症期间，没有吃药或整天躺在床上的必要，所以主要还是在于生活上的指导，这时候也得请专门医生决定是否需要外科手术。

如果病情恶化，有其他症状出现时，即应对症治疗，事实上这时候用强心剂多不易达到预期的效果。

(十一)心脏神经官能症

此症是由于神经功能失调，引起心脏血管功能紊乱所产生的一种综合征，在病理解剖上心脏血管无器质性病变。发病时，患者会有心悸、心前区痛、呼吸不畅、全身乏力等现象。此症女性多于男性。诊断时易与有器质性心脏病相混清，造成鉴别上的困难，也常引起患者不必要的顾虑，影响正常的生活。

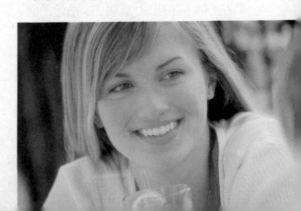

广义地说，许多不伴器质性心脏病的心脏过早搏动、阵发性心动过速等也可属于本症范畴，但习惯上并不将这些情况包括在本症的范围内。一般有心脏血管症状的患者中，心脏神经官能症约占 10%。大多数发生在青年壮年时期，以 20～40 岁为多，但 20 岁以下和 40 岁以上者也有患此病的，女性多于男性。

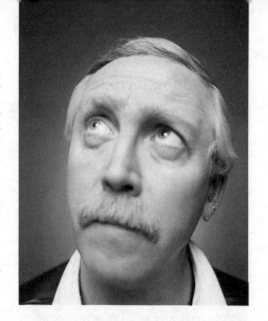

致病原因有哪些

心脏神经官能症是全身神经官能症的一种，此症与神经官能症为同一病因。心血管系统受神经内分泌系统的调节，其中神经系统的调节起主导作用。高级神经中枢通过交感和副交感神经组成的植物神经系统调节心血管系统的正常活动。由于身体内部或外来的各种因素的作用，常使中枢兴奋和抑制过程失调，植物神经系统的正常活动规律受到干扰，受植物神经系统调节的心血管系统的功能也因此发生紊乱，从而引起心脏神经官能症。

精神过于紧张和焦虑也是患此症的原因之一。由于患者对心脏病的知识了解不多，过分注意自己的心率、心搏的变化，而有些医务人员只告诉了患者心脏方面有问题，而未作适当解释，从而造成患者精神紧张和焦虑，引发此病。另外体力活动过少，缺乏体育锻炼者容易发生本病。

临床有哪些表现

临床症状很多样，有神经系统、心血管系统和其他系统的症状。最常见的自觉症状是呼吸困难、心悸、心前区痛不畅和全身乏力，就如正常人过度劳累一般。还常伴有易激动、颤抖、失眠、多汗、头晕等一般神经官能症的症状。这些症状常在受恐惧或情绪激动时首次出现，以后病情时好时发，变化较多。睡前、醒后和情绪波动下常常发作，过劳或情绪变化后可加重。

最典型的症状表现是心悸，患者自觉心跳、心前区有搏动和不适感，运动或情绪激动更甚。由于交感神经张力增高所致，多伴有窦性心动过速、血压短暂升高和心排血量增加，偶可为过早或阵发性心动过速所致。

心前区痛多数位于左前胸乳部或乳头下，疼痛的部位经常移动，有时在胸骨下或左前胸。刺痛较短暂，每次几秒钟便过去了，隐痛可持续数小时或数天，劳动时不发作，而在劳动或精神疲劳后，甚至在休息时才发作。心前区的肋骨、软组织或其表面皮肤可有过敏点或压痛点。

呼吸不畅主要是患者常感到有空气不足的感觉，因而加深呼吸，久而久之，血中二氧化碳浓度降低，可出现手足抽搐、四肢发麻、头晕等现象。有些患者喜作叹息样呼吸。屋内人多拥挤，通风较差时易发作，走路或上楼并不引起气喘气急。

体检可无异常发现，但常发现患者有焦虑和紧张的表情，手掌汗多，两手颤抖。心脏方面心搏较强有力，心率略增快，心音较强，可能伴有心前区 1 ~ 2 级收缩期杂音或偶发过早搏动。

如何诊断

根据心血管系统方面的理论，有神经官能症的临床表现同时又无器质性心脏病的特征，可以考虑诊断为本症。如果要准确确诊，还应进行详细的病史询问，做全身体格检查，必要时作 X 光、心电图或其他检查，以摒除心脏和其他器官的器质性疾病。本症可与器质性心脏病同时存在，或在后者的基础上发生，因此诊断必须慎重。

1 与器质性心脏病相鉴别

此症有心前区痛者需应与冠状动脉性心脏病、主动脉瓣病变等引起的心绞痛鉴别。心绞痛多在运动或劳动的当时发作，部位多在胸骨后，常放射至左肩和左臂，发作时有一种胸部紧束样感觉，持续数分钟，一般必须停止活动，或舌下含硝酸甘油片才能中断发作。

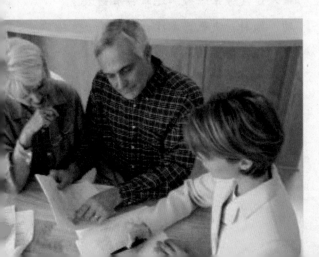

② 与甲状腺功能亢进相鉴别

心率增快、心搏增强、多汗、手颤抖、精神紧张是心脏神经官能症和甲状腺功能亢进的共同表现。但两者还是要仔细鉴别，甲状腺肿会伴有心脏杂音及震颤，基础代谢率、血清蛋白含量都与之不同。

③ 与慢性感染相鉴别

慢性感染如风湿病、结核病等。心脏神经官能症症状较多，血沉正常，血清抗链球菌抗体不增高，无皮疹或关节炎表现，亦未能发现结核病灶，以及熟睡时心率正常等，这样便于与其他慢性感染症相区别。

如何治疗

患者应详细地向医生叙述发症时的情况，使医生初步了解病情；医生向患者分析和解释病情，使之了解本病的病因及本质，以解除其不必要的顾虑。在诊断无误的基础上，采取中西医结合的综合治疗措施。一般患者不必卧床休息，但需根据病情轻重在治疗初期适当地减轻工作或调整工作，合理安排生活，宜有一定规律，可适当参加体力劳动和体育锻炼。

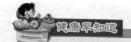

健康早知道

风湿性心脏病护理保健

风湿性心脏病（简称风心病）是常见的一种心脏病，是风湿病变侵犯心脏的后果，表现为瓣膜口狭窄或关闭不全，患者中女多于男。受损的瓣膜以二尖瓣为最常见，也可以几个瓣膜同时受累，称为联合瓣膜病变。由于瓣膜炎症反复发作，瓣膜增厚并缩短、粘连和纤维化造成瓣膜关闭不全和狭窄，早期可无症状，随时间的推移产生心脏增大、心律失常，一般经过10～15年逐步出现心力衰竭，因此风心病患者应注意休息和在医生指导下治疗，有的患者可作手术治疗。

护理要点

1. 注意休息，劳逸结合，避免过重体力活动，但在心功能允许情况下，可进行适量的轻体力活动或轻体力的工作。

预防感冒、防止扁桃腺、牙龈炎等，如果发生感染可选用青霉素治疗，对青霉素过敏者可选用红霉素或林可霉素治疗。

2. 心功能不全者应控制水分的摄入，饮食中适量限制钠盐，每日以10克以下为宜，切忌食用腌制品。

3. 服用利尿剂者应吃些水果如香蕉、橘子等。

4. 房颤的患者不宜作剧烈活动，应定期到门诊作检查；在适当时期要考虑行外科手术治疗，何时进行，应由医生根据具体情况定。

5. 如需拔牙或做其他小手术，术前应采用抗生素预防感染。

上篇　疾病常识与预防

（十二）其他心脏病

除了以上所列出的病症之外，尚有其他多种病症，而其原因也形形色色。

什么是特大性心肥大

在身体检查时，X光透视照片时，发现了心脏特别大，经过医生的诊察或检查，既没有心脏肥大的瓣膜，或先天性的畸形症之杂音，也没有像心包炎那样有渗出液的淤积。

致病原因：如果家中有一个这样的患者，则整个家族都必须接受诊治和检查。10岁以下的小患儿，多为"家族性发生"。

成人患有此病的原因不一，但临床观察可以发现这种患者多半在患此病之前，呼吸器官极易生病，或曾经患过白喉，抑或曾经酗酒等情形。

有人心脏比普通人的大2倍以上，平均有600克以上，瓣膜等虽无异常，但左心室和右心室都肥大。

临床表现：由于没有在身体检查时可以发现的症状，所以有些人经常做些过分勉强的运动而不自知。症状的初期，有心悸、喘气、容易疲劳等，有时也会为胸痛所苦。

不久，呼吸困难或心悸更加厉害，大多数人感到前胸部的不快感或狭心症；同时引起浮肿，食欲也大大减退。

这种人可能从某一个时期开始，忽然有自觉症状，有时会突然死亡，有"暴毙病"之称。不过真正暴毙的患者，心脏并不肥大，故与此症应相鉴别。

诊断与治疗：做X光透视照片时，可以看到左右两边肥大的心脏阴影，但是做了血液的生化检查，不一定能查出异常来。

随着医学事业的进步，现在可以做一种选择的左心室造影术，证明左

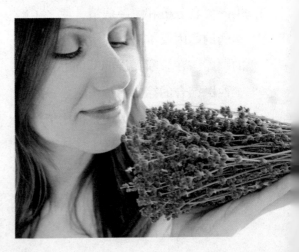

心室变厚。有时，亦可从心脏导管尖端上，榨取一点心肌来，做组织检查。

此症的诊断并不容易，所以在诊断时一定要慎之又慎。

由于此病的病因十分复杂，往往不能明确，通常无法阻止其病情恶化。而且在变成"心功能不全"后，可使用特效药"实芰塔里斯"或"使用副肾皮质荷尔蒙"，效果一定显著。

什么是分娩后的心脏病

至今分娩后易患心脏病的原因仍不明，从发病日数等关系看来，似乎与免疫有关联。

临床表现为怀孕前和怀孕中，并没有什么特殊异常的现象。然而，在生产后 2 周左右，就出现喘气、心悸、浮肿等"心功能不全"的症状，有时心脏也变大，心电图也随之出现异常症状。

对这种患者注射强心剂多半有用，但结果并不一定理想。

患此病后最好保持安静，在饮食方面注意调养，并且时刻需就医检查。

什么是先天性心脏病

人们经常能听到"先天性心脏病"之说。先天性心脏病，是指胚胎时期心脏和大血管发育异常，又称先天性心脏畸形。先天性心脏病是新生儿和 4 岁以下的儿童最常见的心脏病。其病因和发病机制尚未完全明了，一般认为主要是由于胚胎早期即妊娠 5～8 周，亦即胚胎心脏发育的最重要时期，母体内存在某些如病毒感染等，影响了胎儿心脏的正常发育所致。有些先天性心脏病可能与遗传因素有一定关系。

妊娠后的前 3 个月是胎儿心脏结构发育成形的关键时期，此时不能有任何的干扰，如果在孕育的过程中由于外因使心内结构发育出现停顿、混乱，或在出生后应该退化的组织未能退化，即可能心脏内出现缺损、各部分连接异常、发育不良、闭锁或出现异常通道，即为先天性心脏病。

婴儿出生后，最常见的先天性心脏畸形包

括：室间隔缺损、房间隔缺损、单纯性肺动脉瓣狭窄、动脉导管未闭、法洛四联症、主动瓣狭窄及主动脉缩窄等。先天性心脏病相对较难治疗，但是一旦患得，还是应该积极进行治疗，切莫采取"等死"的态度。

什么是高血压性心脏病

在心脏病患者中，高血压性心脏病也很多见，高血压性心脏病指的是由于高血压所引起的心脏改变，包括

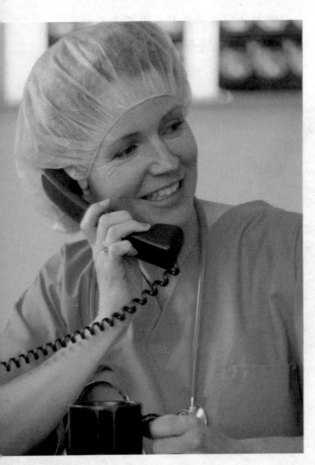

左室肥厚、扩大最后可导致心力衰竭。患者长期患有高血压，临床查体可发现心脏浊音界向左下扩大，心电图可见左心室面高电压，心脏超声可见左心室肥厚或扩大。

什么是肺源性心脏病

肺源性心脏病指的是肺部疾病所导致的心脏病，简称肺心病。一般是由于肺部疾病损伤、压迫肺血管，导致肺动脉压力升高，因而右心室排血阻力增大，急性的可造成急性右心衰竭，慢性的导致慢性右心衰竭即慢性肺源性心脏病。临床上最常见的是慢性缺氧性肺源性心脏病，也称慢性阻塞性肺气肿性心脏病。

慢性缺氧性肺源性心脏病是慢性肺心病，由于支气管、肺或胸廓的病变造成肺组织和肺血管的阻塞性病变，使肺喘气功能减退和缺氧，引起肺动脉阻力增高，累及心脏，此时患者多已有明显的肺气肿。本病的主要病变虽在肺和心，但由于缺氧、酸碱代谢紊乱，可以引起其他脏器的变化，所以也是全身性疾病。在治疗的时候，一定要考虑到这些因素。

什么是糖尿病性心脏病

糖尿病性心脏病指的是糖尿病患者所并发或伴发的心脏病，是在血糖、脂肪等代谢紊乱基础上所发生的心脏大血管、微血管及神经病变。糖尿病性心脏病范围较广，包括在糖尿病基础上并发或伴发的冠状动脉粥样硬化性心脏病、心脏微血管疾病及心脏自主神经病变等。

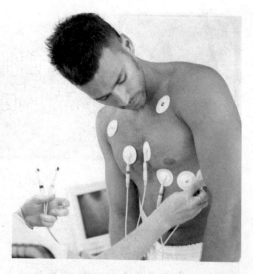

糖尿病患者死亡的首要病因是心血管并发症，流行病学显示糖尿病伴发冠心病较同年龄、同性别的非糖尿病患者群高 4 ~ 5 倍左右，死亡率增高 5 ~ 6 倍。

当胰岛素分泌绝对或相对不足以及靶细胞对胰岛素的敏感性降低时，即引起糖、蛋白质和脂肪代谢紊乱，从而导致机体内部的激素如胰岛素、性激素、儿茶酚胺等协调性失衡，过高的血糖、血小板功能异常、血管内

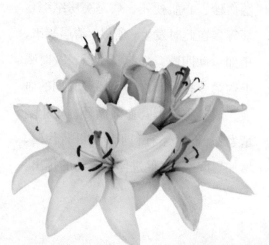

皮功能紊乱等都直接或间接参与动脉粥样硬化的发生发展。如低胰岛素血症可通过减低脂质清除降低血管壁溶酶体脂肪酶活性而加速动脉粥样硬化的发生发展；而高血糖的变化、脂肪代谢的紊乱等也引起血液流变化发生发展，进一步造成血液黏稠度增高及血液高凝状态，微循环血流不畅，细胞获能减少、缺氧等，都可引起心脏微血管病变和心肌代谢紊乱，从而引起心脏冠状动脉粥样硬化而导致心肌缺氧、缺血、心肌广泛性灶性坏死等损害，也可引起心脏自主神经纤维变形、断裂、数量减少等病理改变，导致糖尿病性心肌病以及糖尿病伴发心脏自主神经病变等疾病。

糖尿病性心脏病临床很多，一般是在糖尿病的基础上并发或伴发冠心病、自主神经病变等。

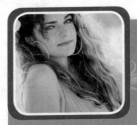

心脏病的日常防治

心脏病作为一种常见疾病，给患者的身心都带来了极大的危害。在治疗心脏病的过程中，患者有必要了解和掌握一些注意事项，趋吉避凶，以便早日治愈顽疾，顺利恢复健康，以饱满的热情再度投身于美好的生活中去。

如何喝好 3 杯水

冠心病是心脏病中最具代表性的，它是中老年人的一种常见病。冠心病患者日常饮食保健非常重要，除了晚餐应以清淡食物为主，吃七八成饱，夜间保持科学睡姿外，还需注意补足体内水分，宜喝好 3 杯水。

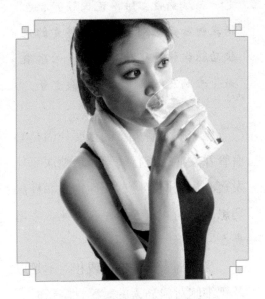

这 3 杯水的饮用时间是有要求的，不能想喝就喝的。可以参照如下述叙：在睡前半小时喝 1 杯凉开水；由于脑血栓和心肌梗死多发于午夜 2 时左右，患者应在深夜醒来时饮下第 2 杯水，尤其是在出汗多的夏季或出现腹泻、呕吐症状时；在清晨醒后喝第 3 杯水，这杯水非常重要。专家认为，早晨是人体生理性血压升高的时刻，患者血小板活性增加，易形成血栓，血管壁上的脂肪沉积块松动脱落，加之患者睡了一夜的觉，排尿、皮肤蒸发及口鼻呼吸等均使水分流失，于是血液黏稠度增高，血液中易形成血栓。因此，起床后的一小段时间内是冠心病的危险期，心绞痛、脑血栓、心肌梗死、病态窦房结综合征等多在此时发生。所以，清晨醒来，稍加活动四肢，坐起身子后，及时喝上这第 3 杯凉开水，可稀释黏稠的血液，改善脏腑器官血液循环，防止病情发作，同时还有利于胃和肝肾代谢，增加胃肠蠕动，促进体内废物的排出。

心脏病患者拔牙宜注意什么

俗话说："牙痛不算病，疼起来真要命"。牙痛不但影响进食、休息，而且可以诱发心绞痛、心律失常等，某些心脏病患者因口腔修复和牙齿损坏过大不能治疗等原因，需要拔牙，一般来讲，心脏病患者如心功能尚好，达到一级或二级，则可以进行拔牙，但必须保证镇痛完全，患者精神放松，不紧张，不恐惧，但是如患者有下列情况则不宜拔牙：①三度房室传导阻滞；②严重、频繁的心律失常；③未控制的高血压；④心绞痛频繁发作；⑤心肌梗死出现后的 6 个月以内；⑥心功能在三级以上（即不能轻度活动，不能下床）。

为什么心脏病患者拔牙要如此谨慎呢？冠心病患者可因拔牙而发生急性心肌梗死并发症，所以应注意预防。如果确定可以拔牙，术前可口服硝酸异山梨酯 5～10 毫克，或含硝酸甘油 0.3～0.6 毫克。拔牙期间麻醉要安全，拔牙时操作要熟练，动作要轻巧，尽可能减少疼痛刺激、出血和损伤，以免引起精神紧张、血压波动而导致心脏病发作。

拔牙本身会引发并发症的同时，拔牙还会给患者带来紧张情绪，且拔牙时疼痛也会诱发心绞痛，因此多数人对心肌梗死患者拔牙持慎重态度。

如何保持口腔卫生

口腔内的慢性炎症，例如牙龈炎、龋齿、牙周病等，可以使细菌很容易进入炎症区局部组织的血管中，从而引起血液凝结，形成栓子、血管炎，甚至诱使心脏病发作，后果严重。

如果长期不刷牙或者刷牙方法不正确，食物碎屑、寄生菌、唾液黏性成分及脱落的上皮细胞等可混合形成牙菌斑，它分泌酶素与毒素；破坏牙齿与牙周组织；牙菌斑钙化为牙结石，对牙龈及牙槽骨的损害作用更大。牙菌斑中的细菌菌体蛋白进入发炎的齿龈与牙周组织的毛细血管里，使静脉血凝集，这便铸成了潜在的心脏病发作的病理基础。

多项医学研究得出了结论，即牙

齿与牙龈的感染确实是诱使心脏病发作的独立的危险因素，坏牙诱发心脏病发作的风险大于正常牙的2倍，所以它的危害性不可低估。因此，人人应当高度重视口腔卫生保健，保持牙齿的清洁，每餐后及睡觉前认真刷牙，掌握正确的方法。同时应用牙签、牙线等清除牙缝隙间的牙菌斑。牙膏可先用含氟及抗牙菌斑的剂型，还可配用消炎抗感染的漱口水等，有条件的话，至少每半年到1年请医生检查口腔及洁齿1次，去除牙石，治疗牙周病，这样便可以大大减少心脏病发作的概率。

为什么宜注意防寒保温

寒冷的天气，冠心病为什么心绞痛和心肌梗死的发病率就会增加。科学家结合多年研究经验得出结论：当自然界气温从17℃下降至0℃以下时，每天心肌梗死病死率从5%上升到7%。在寒冬季节，尤以12份到次年2月份，急性心肌梗死的发病率较高，特别是在连续低温、阴雨和大风天气，急性心梗发病率要更高。

冬季为什么易发生心肌梗死？在寒风呼啸的冬季，由于寒冷对机体的刺激，机体的交感神经系统兴奋性增高，体内儿茶酚胺分泌增多，后者可使人的肢体血管发生收缩，心率加快，心脏工作负荷增大，耗氧量增多。此时，心肌就会缺血缺氧，引起心绞痛发生。交感神经兴奋和儿茶酚胺本身还可导致冠状动脉痉挛，当肛门温度降低至30℃时，引起血浆丧失，血量减少，还可使血小板易于凝聚，血液黏稠度增大，血液浓缩，易于形成血栓，这也是导致心梗的重要原因。

除了以上原因，还由于在温度低的情况下，血压容易升高，加重了心脏负担，还有维生素D水平的降低、胆固醇的升高和冬天易患呼吸道疾病，这些都可能导致心肌梗死。

冬天发生心肌梗死的人大多是老年人，在家发病，不容易在短时间内得到及时救治。

总之，寒冷和心脏病发作是有关联的。因此，冠心病患者在冬季特别注意防寒保暖。根据气温变化随时调整着装以期保暖御寒，尤其是在寒流和冷空气侵袭、气温骤降之时，应多穿衣服，应及时地戴上围巾、手套等。原则上是要防止身体各部位着凉受冻，选择衣服时还应遵循轻便的原则，否则过重的衣服和鞋子会增加患者的心脏负担。病情较重者，遇寒冷天气最好不要外出。

要防止室内外温差的刺激。患者不要骤然离开温暖的房间进入寒冷的露天空间。走出房间后，最好在楼门内、楼梯口或门厅等处停留片刻，以适应冷暖的过渡。同时，冬季患者居室要温暖。但室温不宜过高，以免造成室内外温差过大。

最好用冷水洗脸、温水擦澡，以提高皮肤的抗寒能力。

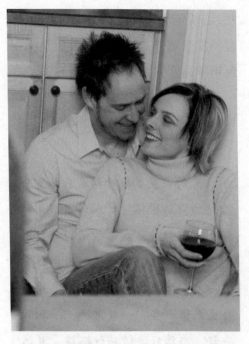

为何要控制性生活

正常的性生活有益于身心健康，性生活是一种特殊的身心活动，全身要做较大的运动。在这个过程中人的血压升高，心跳加快。所以，冠心病患者过性生活时是有一些危险的，应适当控制。一般来说，四五十岁的患者，身体素质较好，能上三层楼而无不适的患者可以过性生活，为了预防病情加重，可在同房前含服硝酸甘油。对于病情不稳定，存在以下情况时不宜过性生活：伴有严重的心律失常；当天心绞痛刚刚发生过或者近期心绞痛频繁发作；3个月内发生过心肌梗死；已经有明显心力衰竭；劳累或受寒之后；饱食、饮酒或大量吸烟之后；心情不快或刚刚生过气等。那么冠心病患者会不会在性生活过程中突然发生心绞痛、心肌梗死，甚至猝死呢？应该说这种可能性也有，但十分罕见。如果患者在房事前和房事过程中能认真注意一些问题，做好防护，猝死是可以避免的。但是有一点必须引起注意，心绞痛患者在过不正当性生活时，容易发生意外，这与此种性生活易引致精神高度紧张或极度兴奋有关。

居室环境有什么要求

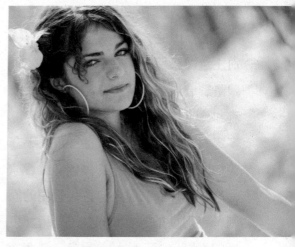

人的一生多数时间是在居室中度过的。居室环境对人的健康影响很大。冠心病患者由于治疗和休养的需要，在居室里度过的时间就更多一些，因此对居室的环境要求就会更严格一些，一般需要一个相对安静、幽雅舒适的居住环境。具体如下：

1 室内忌有噪声，要保持安静

安静、噪声是两个相对的概念。噪声是人类生产和生活过程中产生的，对人是个不良的刺激，令人烦心，长时间的噪声环境对人体有不同程度的损伤，所以应当避免一切可以避免的噪声。安静的环境则能使人感到舒适，并可得到休息，有利于疾病的康复。日常，我们面对面说话的响度为30分贝左右，属正常范围，居室内噪声白天不得超过50分贝，夜间应低于45分贝。如果超过70分贝，则会对人的听觉器官及消化、神经、心

血管、内分泌等系统产生一定的影响，可以导致心动过速、血管痉挛、血压升高，成为导致冠心病发作的原因之一。为此，对冠心病患者来说，室内最好不要放置收音机、电视机、录音机等容易产生噪声的装置。如因条件所限必须放置时，请记住噪声要控制在正常范围内白天不超过50分贝，夜间应低于45分贝，这样会使人感到舒适，心情愉快，有利于患者康复。

2 保持空气流通和清新

居室应该具有较好的采光和通风设施，保证空气流通和清新。门窗不要关闭得严严实实，以保持空气流通、新鲜。因为新鲜和清洁的空气可以使人头脑清楚，精神爽快、轻松，利于肺部呼吸和气体交换，保证心脏充足的供氧。空气中有充足的氧气对于冠心病患者尤其重要。居室内不能放

置蜂窝煤炉（即使有通风管也不妥）。居室距厨房要有一定距离，并在厨房安装抽吸油烟的设备，尽量不使油烟污染居室。有冠心病患者的家庭，室内要严禁吸烟。

3 室内应有合适的温度与湿度

一般以温度保持在 20℃，60% 的湿度为宜。室温过高，可致机体代谢旺盛，心率加快，血压升高，心肌耗氧量增加。室温过低，也会引起冠状动脉痉挛，使心肌供血减少。这些异常因素均可诱发心绞痛或心肌梗死。此外，室内的湿度对冠心病患者也会产生不同程度的影响，湿度过高时，患者会感到胸闷、气短；相反，干燥的空气也可使人口燥、喉干、心烦。

4 居室内最好不要养花养草

有花草要放在居室外或阳台上，避免花草来和人争氧气。

睡眠时应注重什么

休息好对心脏病患者来说十分重要。睡眠时体内的各种生理活动处于放松状态，能量消耗减少，活动时在体内积累的代谢产物得以分解、排出体外，机体各个器官的生理功能得到调整。因此，冠心病患者每日应该有充足的睡眠。冠心病患者睡前不要吃东西，不要喝浓茶、咖啡，更不可饮烈性酒，也不要吸烟。看电影、电视的时间不宜太长，不要看情节紧张、场面惊险、恐怖的片子，以免过度兴奋而影响睡眠质量。

一定要力求高质量睡眠。睡眠时要注意内衣不宜穿得过紧、过小或过硬。手不要压迫胸部，更不要蒙头而睡，睡时姿势以采取右侧卧位为佳，以免压迫心脏。调查发现，不少冠心病患者常在夜间发生心绞痛，有的甚至在夜间猝死，其主要原因是人在平卧时回流到心脏的静脉血量比站立或坐着时增加，使心脏负担加重所致。为此，心绞痛患者宜采取头高脚低的睡眠姿势，一般床头比床尾高出 20 厘米左右为佳，这样可以减少回心血流量，使中心静脉压和肺动脉舒张压明显下降，从而减少心绞痛发作，同时还能克服服药带来的头痛、头晕等不良反应。

冠心病患者发生心肌梗死或猝死，常在安静的夜晚发生，因此不应让患者独睡一室。同室居住的人要时常注意患者是否出现异常变化，如发现鼾声异常，大口喘息，尖叫或自诉胸闷、胸痛等不适时，应尽快使用急救药品，并立即送就近医院诊治。

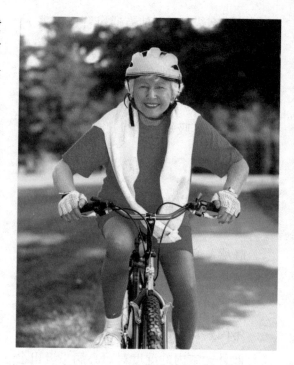

运动对心脏病有什么好处

生命在于运动，自己生病了绝对不是不运动的借口。在同一个环境里生活的人，经常坐着不动的，患冠心病概率比经常活动者高出 2 倍。心脏发病的重要原因之一是缺乏运动。

运动不仅能加速新陈代谢，增加脂质的氧化消耗，使血脂下降，减少和避免脂质沉积在血管内壁上，而且有利于防止动脉粥样硬化的产生，改善胰岛素抵抗。不爱运动的人常常也是肥胖之人。肥胖常常伴随着高血压、Ⅱ型糖尿病和血脂异常，而这些都是心血管疾病的危险因素，被称为胰岛素抵抗综合征。研究发现，肥胖的高血压病患者体重减轻 1 千克，收缩压可降低 0.33 千帕（25 毫米汞柱），舒张压可降低 0.23 千帕（17 毫米汞柱）。

但是运动一定要科学合理。科学锻炼要求，运动强度为运动时每分钟最大心率加年龄达到 170 ~ 180。运动频率为每周 3 ~ 5 次，每次运动时间应持续 20 ~ 60 分钟。具体运动情况，应根据身体情况、年龄、心脏功能状态来确定，以不过多增加心脏负担和不引起不适感觉为原则。运动的方式以进行有氧活动为宜，如散步、慢跑、慢骑自行车、太极拳、做保健操等，尽量避免有闭气动作的活动，如举重等。活动与运动要循序渐进，要有规律性、持久性，不宜做剧烈活动。剧烈活动可引起各种心律失常。这样运动前应有 5 ～ 10 分钟的准备活动，可做一些有规律的重复的轻度活动，以使脉率逐渐增加至运动时的脉率，运动后也应有 5 ～ 10 分钟的恢复活动，以使四肢血液逐渐返回至中央循环。前后都有一个过渡，运动的效果会更好。

美国的一项研究证实，每天用敏捷活泼的步伐行走 1 小时可使Ⅱ型糖尿病的发病率降低一半。而且也使各脏器协调功能增强，消除忧虑，放松心情，使大脑更敏锐活跃，减轻神经的紧张疲劳，改善心脏血液灌注，增加冠状动脉的侧支循环，起到保护和改善心脏功能的作用，同时还可减肥、降压等，运动带来的好处真是不少。

为什么说宜保持大便通畅

心脏病患者宜保持大便通畅，不仅有利于排出体内的胆盐、脂肪，降低血脂，预防冠状动脉粥样硬化，同时，对已有冠心病的患者，保持大便通畅还可以避免排便时用力引起心绞痛和心肌梗死的发作。

对于心肌梗死的患者来讲，防止便秘更是十分重要。因为大便干结、粪块阻塞可造成腹胀、焦虑不安、腹痛，患者被迫费力排便常可产生深吸气后屏气的动作，此动作可增加心脏负担，使心肌耗氧量急剧升高，极易诱发大面积心肌梗死的延展，从而导致患者的死亡。急性心肌梗死患者由于长期卧床，消化功能减退，进食少，加之经常用杜冷丁或吗啡等止痛剂，使胃肠功能受抑制，因而易致便秘。要保持大便通畅，要从以下几个方面着手：

1 定时排便

习惯于晨起大便，可在起床后先饮一杯温开水。这样排便相对较为通畅。

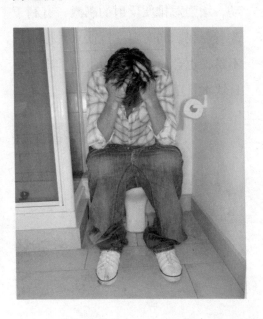

应养成每天定时排便的习惯，大便时不可过分用力。最好使用马桶或坐便器，这样比蹲着大便省力得多。在肠道没有梗阻的情况下可采取一些积极的措施，如适当服用润肠通便药物，或用开塞露帮助排泄大便，解除患者的痛苦。

2 消除紧张心理

大便干结带来的不适可使患者处于焦虑状态，导致心率、血压等居高不下，因此应稳定患者情绪，解除患者顾虑。在床上排便者，应给以遮蔽，防止干扰。

3 饮食调理

应多吃蔬菜、水果等富含纤维素的食物。食物的纤维素可以刺激肠蠕动，增强对排便反射的刺激，有利于改善便秘。同时要注意饮水，摄水量不足，也会使大便干而不易排出，每日饮水量至少2000毫升。

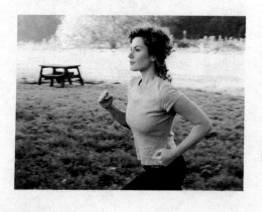

4 运动锻炼

便秘与运动有着直接的关系。运动的方式因人而异，因病而异，量力而行。如做腹部环行按摩，轻压肛门后部，通过局部刺激促进肠蠕动则有利于大便排出。

为什么要定期检查身体

冠心病是中老年人中最常见的疾病之一，在疾病的早期不一定所有的症状都很明显，所以，中老年人，如定期就医检查，就可及早发现冠心病，及早治疗，以免延误病情。定期检查身体有如下几点好处：

1 调整用药

有心绞痛或心肌缺血史的冠心病患者也应当定期到医院检查，这是因为有心绞痛或心肌缺血的患者，病情可以很稳定，但也可能常有变化，如出现心绞痛次数增多、疼痛时间延长、硝酸甘油用量增多或胸闷气短、夜间容易惊醒等情况，都应当及时到医院检查治疗，以调整用药，防止病情恶化。

2 指导日常生活

定期检查可以指导患者的日常生

活，特别是可指导患者进行适当的运动锻炼，以增强体质，促进冠状动脉侧支循环建立；对肥胖超重患者还可了解其饮食、体重增减情况，使之保持在标准体重范围。

3 掌握某些危险因素

定期检查可以掌握发生冠心病某些危险因素的控制情况，例如高血压、血脂异常，有无糖尿病及其控制情况；更年期女性雌激素水平如何，是否需要补充雌激素等，这对于控制冠心病动脉粥样硬化有重要意义。

4 了解药物疗效及不良反应

定期就医还可以了解药物疗效及可能出现的不良反应。例如常用的小剂量阿司匹林，有的患者长期服用可发生出血倾向；长效硝酸甘油长期服用可产生耐药而失去作用，应予调整等。至于冠心病发生急性心肌梗死的患者则病情改变更大，更需要定期到医院检查。

心脏病患者随身携带药物有什么好处

心脏病患者随身带药是十分必要的，在外出旅行、开会、疲劳、紧张、情绪激动或体力活动增加等情况下，都可能导致心脏病的急性发作，这时如果及时用药可以化险为夷，否则有可能出现危及生命的严重后果。一般应随身携带的药物有硝酸甘油、心痛定、消心痛、安定、速效救心丸等药物。

大笑有什么害处

俗话说"笑一笑，十年少"。笑是非常有益的活动。一次普通的笑能使人体的胸、腹、心肺乃至肝脏得到有益的锻炼。笑可引起身体内部的活动，促进内分泌系统的分泌，有益于减轻疾病，解除烦恼和抑郁。因此，笑的好处的确不少。但是大笑、狂笑则不利于健康，尤其对有冠心病的患者。

（1）大笑、狂笑可加速血液循环，使冠心病患者易诱发心绞痛，甚至可出现心肌梗死。

（2）对某些有心血管疾病的患

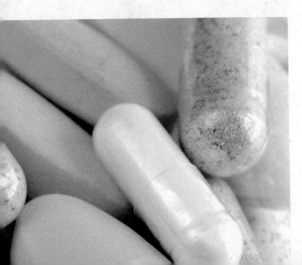

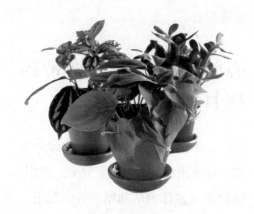

者，还可突然发生脑栓塞、脑出血，甚至出现"猝死"。

（3）在现代各种激烈比赛运动场上，或在激动人心的电视屏幕前，由于过度兴奋大笑不止而致命的事屡有所闻。因此，笑要笑得适度，尤其对患有心脏病的老年人保持心情愉快的微笑非常必要，但不可大笑。

为什么忌长时间睡眠

患心脏病的患者有必要睡眠充足，消除身心疲劳。然而，长时间的睡眠却是不必要的。

睡眠可分为中度睡眠及深度睡眠两种。中度睡眠指的是入睡后的初期睡眠，是精神方面休息的普通睡眠。深度睡眠是指入睡 70 ~ 80 分钟后，显示出精神活动相当活跃的睡眠。两者相互交替，在一定的周期里，出现在所谓的睡眠时空。一般所谓的做梦可以说是出现在深度睡眠时间段上，和心律不齐有着密切的关系。

生活中经常会有这样的现象：越是有病的人，越容易做梦。尤其心脏不好的人，似乎特别容易做梦。心脏衰竭的初期，每晚做梦几乎是理所当然的事。这是由于在深度睡眠时因心律不齐，产生轻微的呼吸困难而引起的。所谓"暴毙"也是在深度睡眠时，心律不齐的异常而引起的。

因此，长时间的睡眠将更会助长心律不齐的发生率。对于心脏患有疾病的患者而言，是非常危险的。

因此，睡眠时间的长短，还是以 8 个小时左右较为理想。

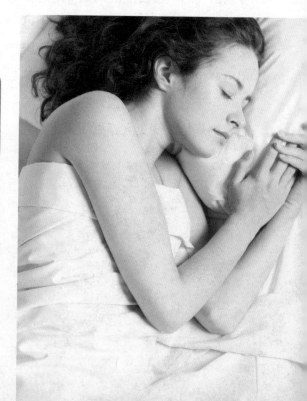

精神过于紧张会使病情加重吗

"处乱不惊，临危不惧"是一种非常高远的做人境界，一般人很难做得到。当人在工作、人际关系或社会交往中遇到各种精神刺激因素而处于精神紧张状态时，大脑皮质"司令部"容易发生功能紊乱，使得交感神经和副交感神经的平衡关系被打破，使交感神经处于紧张兴奋的状态。这会促使血液中的儿茶酚胺增多，心跳加快，心肌的耗氧量增加，同时促使血小板聚集，增大血液黏滞性和凝固性。

另外，儿茶酚胺还会引起缺血，心肌生理电活动的不稳定，容易发生

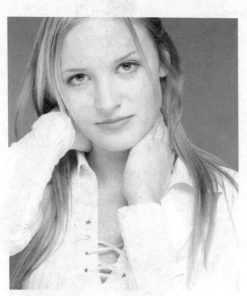

严重的心律失常。

因此，如果人们长期地、反复地、持久地处于精神紧张状态中，在这些因素的共同作用之下，极易触发心脏病的发生和使心脏病的病情加重。

为什么忌长时间在雾中锻炼

前面已经说过，运动对于心脏病的好处，但绝对不能盲目地进行锻炼，一定要根据自身的情况和外界条件进行。冬季多雾，在浓雾弥漫的天气下不宜在室外进行体育锻炼。因为雾是地面上的水蒸气在向空中蒸腾时遇冷后，与飞起的尘土凝结成不透明的小水点浮游在接近地面的空间而形成的。

离地面较近的空气中，常含有大量的病原微生物，特别是城市空气中还含有大气污染物质，这些病菌和杂物往往又混在雾气中。

长时间在雾中进行体育锻炼，人体不仅能过多地吸入缺氧的湿空气和尘埃，还会吸收病原微生物和大气污染物质。这样，易引起上呼吸道感染或过敏性疾病，当气息不畅时会进一步引发心脏病。

为什么感冒不可小视

感冒是常见的一种疾病，正因为常见，有些人便习以为常了，其实，感冒绝对不能小视。感冒等传染性疾病所激发的人体免疫反应并非都有利。白细胞数量增多以及抗体等免疫活性物质的增加，除了可抵抗细菌或病毒的侵袭，还能沉积于血管壁导致血管硬化，诱发或加重心脏损害。

为什么不宜做局部运动

适当的活动，有益于身体健康。适当的活动包括合适的运动量和运动方式。临床医生发现，一些心脏病患者在做全身性运动时心脏病不易发作，而在做局部性肌肉活动时，尽管运动量并不比全身性活动大，反而容易诱发心脏病。

研究表明，这是由于机体的供血方式以及由此而引起的血压变化决定的。机体的血液供应有一个原则：某部肌肉活动量越大，该部肌肉血管扩张的程度也越大，获得的血液越多。体内流动的血量是一定的，为了供应活动肌肉增大的需血量，不活动的肌肉血管就收缩。全身性肌肉活动时，血压在运动开始后有轻微的升高，随后由于全身肌肉血管舒张而恢复至原来水平。这样的活动既没有加重心脏负担，又达到了锻炼的目的。局部性肌肉活动，如上肢或下肢的运动时，活动部分的肌肉血管舒张，大部分不活动的肌肉血管收缩，引起血压显著升高，加重心脏负担。在心脑功能相对较差的情况下，患者极易发生心肌梗死。

研究表明，在同样输出量的情况下，上肢活动时的血压比下肢活动时高，下肢活动时的血压比全身活动时高。因此，建议做运动时，一定要纵观全局，使身体各部分协调。老年人和心脏病患者进行局部肌肉活动必须得到医生的批准。

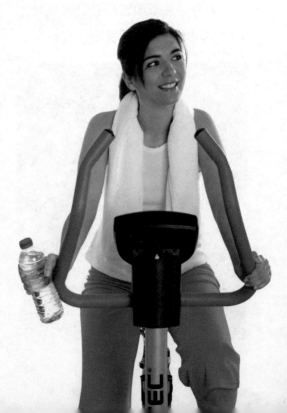

Part 2 中篇　心脏病与饮食健康

少食多餐，切忌暴饮暴食，晚餐不宜吃得过饱，否则易诱发急性心肌梗死，同时要戒烟戒酒。

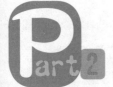
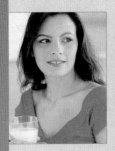
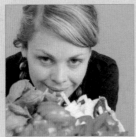
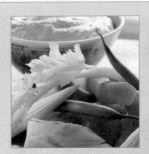
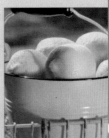
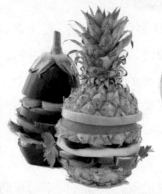
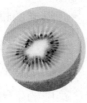
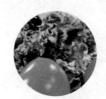

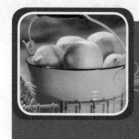

饮食宜忌

患了心脏病的人注意饮食至关重要，宜少食多餐，以清淡、容易消化、富含维生素及蛋白质为主，少吃动物性脂肪如肥肉、猪油、黄油及脑、肝、心、肾等动物内脏及蛋黄、墨鱼、鱿鱼等。

饮食特点是什么

心脏病是人体重要的器官，心脏疾病严重威胁着患者的健康。饮食习惯与之有密不可分的关系。因此，心脏病患者有其自身的饮食要求。

（1）心脏病患者，膳食总热能不要过高，控制总热量，维持热能平衡，防止肥胖。

（2）适宜低动物脂肪的摄入，多食低胆固醇的食物。碳水化合物供给热能不要过高。

（3）蛋白质的质和量应适宜。每日蛋白质应占总热能的 10% ～ 15%。其中动物蛋白质应占 1/3。

（4）食用复合糖类，少吃或不吃蔗糖或葡萄糖等简单的糖类。

（5）多吃新鲜的蔬菜和水果，多吃豆制品，食用植物油，增加维生素或食物纤维的摄入量。

（6）少食多餐，控制食盐的摄入。

（7）不要将饮用水软化，喝硬水。

（8）不饮酒或少饮酒。

宜忌原则是什么

1 饮食宜

（1）宜多食含矿物质、维生素、纤维素的果蔬。因果蔬中的镁、钙、钾、锰、铬等矿物质及多种维生素，有利于降低胆固醇和保护心脏。如菠菜中的生物苷及菠萝蛋白酶能消散血凝块，阻止血栓形成；马铃薯含钾高，有消肿利尿之效；大蒜有助于增加高密度脂蛋白、降低血脂；蘑菇含酪氨酸酶，能降低胆固醇和血压；苹果能降低血压。

（2）宜多吃鱼。鱼油中的二十碳五烯酸能降低血液中胆固醇和血液的黏稠度，防止冠状动脉血栓形成。

（3）宜多食植物蛋白。如豆类、豆制品、蛋白有利于胆酸排出，使胆固醇合成减少。

（4）平时宜多食降低胆固醇的食物。如燕麦、荞麦、豆类、海藻、蕈类、蔬菜、洋葱、大蒜、苹果、乌龙茶、酸奶等。

（5）宜补充维生素C和微量元素。维生素C有加强血管的弹性、韧性及防止出血的作用。而各种水果含维生素C较为丰富，例如，猕猴桃就含有大量的维生素C。微量元素碘可减少胆固醇脂和钙盐在血管壁的沉积，阻碍动脉粥样硬化病变的形成，海产品含碘丰富，镁可提高心肌兴奋性，有利于抑制心律紊乱，镁在绿叶

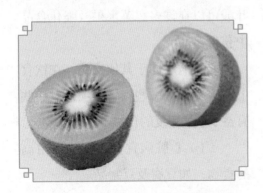

菜中含量较多。

（6）宜进食粗粮及粗纤维食物。这类食物能防止大便秘结，从而减少对心脏产生不良影响。

2 饮食忌

（1）忌食或少食高胆固醇食物和含饱和脂肪酸食物。如荤油、肥肉等。对能否吃肥肉，外国学者有新的见解，提出肥肉可以吃，但必需炖数小时，使饱和脂肪酸分解才行。

（2）忌糖，控制碳水化合物摄入量。果糖、蔗糖可使血甘油三酯升高。少食动物蛋白，因为多年来不少研究表明：蛋白质的数量和质量与脂蛋白代谢和动脉粥样硬化的发病密切相关。而动物蛋白摄入量与血胆固醇和冠心病发病率呈正比。

（3）除饮食上注意禁忌外，还应避免诱发因素。如愤怒、激动、受寒、疲劳、暴饮暴食等等。

（4）忌多食热能食物。勿使身体超重，心肌梗死患者，体多肥硕，心脏负担亦重。

（5）避免食用过多的动物脂肪及胆固醇含量较高的动物内脏。

（6）忌不控制食盐摄入。因钠能增加血管对各种升高血压物质的敏感性，引起小动脉痉挛使血压升高，

它还能吸收水分使血容量增加，加重心脏负担。因此，咸菜、香肠、豆酱、腌肉等最好不吃或少吃。

（7）忌烟及刺激性食物，总而言之，冠心病患者和动脉粥样硬化者适宜食用多维生素、多植物蛋白、多纤维素食品，适宜低脂肪、低胆固醇、低盐类食物。

平时宜选择什么食物

有病症的患者，对食物的选择总是很慎重，选择食物只是表面，重要的是选择这种食物所含的营养成分，对疾病的预防与治疗是否有益。心脏病患者宜吃富含 B 族维生素的食物。吃强化维生素 B 食物或者补充维生

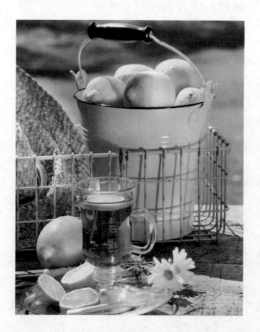

素 B 可降低心脏病的危险，据科学研究发现，血液中半胱胺酸含量高的人发生心脏病和死于心脏病的危险较大。如果给患者服用 B 族维生素如叶酸和维生素 B_{12} 就可降低血液中半胱胺酸的含量。

患有心脏病的患者，如果每天摄入 1 毫克的叶酸和 0.5 毫克的维生素 B_{12}，那么与仅摄入强化谷类食物相比，死于心脏病的人数大大减少。心脏病患者宜补充叶酸和维生素 B_{12}，其实没有心脏病的人也可以从补充叶酸和维生素 B_{12} 之中得到好处。

实践证明，叶酸要比其他食物，比如大蒜和维生素 E 预防心脏病的效果更好。维生素可以在肉、鱼、家禽和强化牛奶，以及早餐面包中获得。叶酸可以在许多蔬菜水果及强化食品中获得。

心脏病不同于其他疾病，在饮食上一定要谨记一些宜忌事项，对一些有益于疾病康复的食物要有意识多吃。

（1）心脏病宜食用植物蛋白高的食物，如豆腐及豆制品。

（2）宜多吃富含维生素C的食物，因维生素C可促使胆固醇羟基化，从而减少胆固醇在血液和组织中的蓄积。蔬菜水果里维生素C含量比较丰富。

（3）宜多吃高纤维素的食物，因食物纤维不易被人体胃肠道所消化，摄入高纤维食物后可改善大便习惯，增加排便量，使粪便中类固醇及时排出，从而起到降低血清胆固醇的含量。

（4）宜低盐饮食，食盐中的钠，能增加血浆渗透压，促使血压升高，而高血压对动脉粥样硬化及冠心病均可带来不利的影响，所以日常饮食中要注意盐的用量。

（5）宜吃植物油，如菜油、花生油、豆油、麻油等。

（6）宜多吃些水产海味食物，

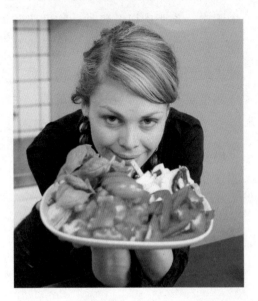

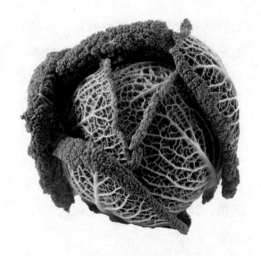

如海带、海蜇、淡菜、紫菜、羊栖菜、海藻之类，这些海产品中都是优良蛋白质和不饱和脂肪酸，还含有各种无机盐，这类食物在人体内具有阻碍胆固醇在肠道内吸收的作用，中医认为这类食物具有软坚散结的效果，故经常食用，可以软化血管。

心脏病患者忌食哪些食物

宜食的食物，一旦对症食用，对身体康复肯定大有好处，不饮用也不会加速病情的恶化。而忌食的食物则一定要牢记在心，一旦误食，定会使病情恶化。

（1）禁暴饮暴食。暴饮暴食是一种不良的饮食习惯，健康人不宜如此进食，患者更应禁忌暴饮暴食后，胃内容物骤增，胃扩大，横膈肌上提，可妨碍心脏的收缩功能。胃内过多的食物又可刺激迷走神经兴奋，抑制心脏窦房结的起搏作用，使心率减慢，易诱发心脏急症。

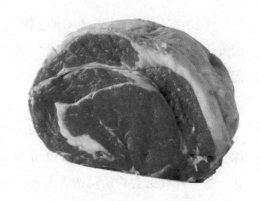

（2）忌少食水果、蔬菜。水果、蔬菜中含有大量维生素，可使胆固醇氧化为胆酸排出体外，起到软化血管的作用。因此，本病患者应多食水果、蔬菜，调节膳食，这样才有利于身体康复。

（3）忌长期食用高热能食物。高热能食物如巧克力、葡萄糖等，可致肥胖，引起脂质代谢紊乱，诱发动脉粥样硬化。

（4）忌经常摄入过多的动物性脂肪和含饱和脂肪酸的植物油。这些食物有肥肉、奶油、骨髓等，长期食用，可引起高脂蛋白血症，促使脂质沉积，形成动脉粥样硬化，加重病情。

（5）忌喝鸡汤。鸡汤具有很高的营养保健价值，但心脏病患者不宜

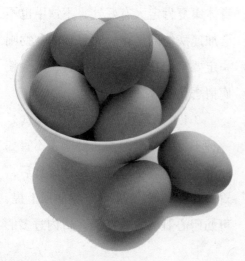

服用。因患者血液中胆固醇含量较高，鸡汤中的脂肪易被吸收，多喝鸡汤会促使胆固醇进一步升高，加重动脉粥样硬化的程度。

（6）忌摄入过多含铅食物。据研究发现，铅摄入过多的人心脏病发生率较高，因此推测本病的发生与铅有关。

此外，冠心病及动脉粥样硬化者也应当忌吃各种动物的内脏，包括脑、肝、肾等；忌吃各种肥肉，如猪肥肉、牛肥肉、狗肥肉以及各种动物性脂肪油，如猪油、鸡油、羊油等；忌吃各种禽蛋的蛋黄，如鸡蛋黄、鸭蛋黄、咸鸭蛋黄、鹌鹑蛋黄、鹅蛋黄等；忌吃虾子、虾皮、鱿鱼、乌贼鱼、蚬肉、蟹黄、凤尾鱼等各种高脂肪、高胆固醇食品。

为什么忌多吃甜食

脂肪、糖（碳水化合物）、蛋白

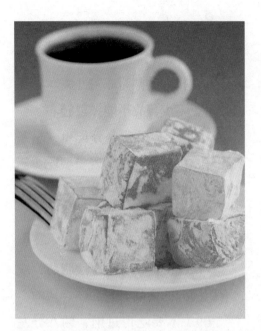

糖与冠心病的发生到底有什么关系呢？经研究发现，瑞士专家在 1900～1968 年间研究了食糖消耗量与心脏病的发生，有密切关系，发现冠心病的死亡率与食糖的消耗量呈正比。日本专家的调查也得出同样的结果。近年来，有的学者甚至提出，过多吃糖对身体的危害不亚于吸烟。而且无节制地大量吃糖，使胰腺负担过重，还有引发糖尿病的危险。

什么是强化心脏饮食法

针对心脏病者的情形，有关学者提出了"强化心脏饮食法"。这种方法，科学合理，有益健康，不论站在营养学，或医学的观点来看，我们日常的饮食生活里，也许有不少不尽合理或令人讨厌之处。而"强化心脏饮食法"是专门为心脏病患者量身定做的饮食方法，具体如下：

均衡的营养，不要摄取太多或太少热量，逐渐接近理想的体重。理想体重 =（身高 −100）×0.9（千克）。

强化心脏饮食法要求：每日三餐里至少要从以下六类食物中选取一种。

第一类：绿、黄色蔬菜

第二类：其他蔬菜、水果

第三类：谷物、糖（少

质是人体不可缺少的三大营养素，人体所需热量的 50％以上是由糖类食物提供的。那么是否吃糖越多，提供能量越多，对人体就越有好处呢？答案是否定的。

我国人民在日常饮食中是以米、面为主食的，其中含有大量的糖类。从正常的饮食中，人们已经可以获得足够的糖，甚或已经超过人体的需要量。这时，如果再在食物中加入食糖，或正餐之外过多地吃甜食、糖果、巧克力等，就会使摄入的糖量大大超过人体的需要。过多的糖不能被及时消耗掉，便转化成脂肪在体内堆积下来，使人体发胖，体重增加，血压上升。吃糖过多，可造成高脂血症，进而影响凝血机制和血小板功能。

食）、芋头

第四类：牛奶、水鱼、海菜

第五类：肉、鱼、蛋、大豆

第六类：油脂（少食）

患者可以回顾一下目前自己的饮食内容，是否包含这六大类的食物在内呢？是不是偏向某一类的食物呢？

（1）尽量多吃自然食品。

（2）每天至少吃一次蔬菜或海藻类食物。

（3）每天至少吃一次纤维食品。凉拌青菜里，含有许多纤维素。此外，芋头里亦有丰富的纤维。

（4）不要摄取太多食盐。一天的盐分摄取量应该在 10 克以下。

（5）原则上不吃方便食品，因

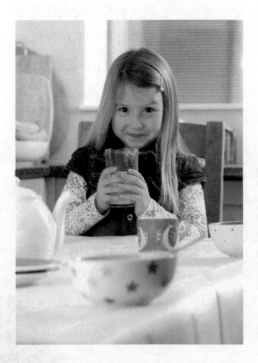

为其中含有极多盐分，对健康不利。

（6）三餐饮食要正常，少吃零食。零食摄取的热量不可小视，糖果的热量更不少，故不能掉以轻心。

（7）在一天营养分配里，早餐要吃好，中餐要吃饱，晚餐吃少。如把一天的营养总量当做 10，那么早餐、午餐和晚餐的比例为 3：4：3，或者 4：3：3。

（8）尽量不吃动物性脂肪，或含有胆固醇的食品。

（9）不要吃得过饱，约八分左右就得停止。这样不但可以防止肥胖，也能减少心脏负担，或防止血压上升。如想再吃些东西，不妨离开餐桌，漱口以后再回来，这时候，吃的兴趣就会大大减少。

为什么动物性脂肪要严格限制

动物性蛋白质是人体的必需品，一定要充分摄取。但对于高血压患者，动物性脂肪则应该要竭力避免，少吃脂肪含量多的肉类，而应选择含较少脂肪的瘦肉。

在烹调时也希望能尽量去除脂肪。鸡肉、猪肉都含有高热量脂肪。

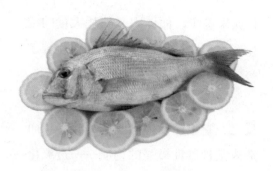

尤其是中年以上的人吃肉时，更应该遵循低脂肪低热量的原则。

鱼肉与其他肉相比，所含蛋白质差不多，但是，鱼肉所含脂肪量很低。所以高血压患者，如果想吃肉，不妨选择脂肪少，而多蛋白质的鱼肉。

为什么要吃含纤维性食物

英国权威医生曾反复强调食物纤维对身体的益处。据研究，凡爱吃精制食品，而又不太吃蔬菜的人，易患静脉瘤、糖尿病、肥胖、心脏病等多种疾病。

食物纤维在人体里固然难以消化，但有助于排泄体内的有害物质。所以，多吃纤维性食品，自然增加排便量。

目前，许多家庭主妇擅长烹调各种肉类菜肴，反而不擅烹调蔬菜，实在是本末倒置。只有协调营养，平衡膳食，才能有一个健康的身体。

在日常饮食中，麦糖里含有丰富的食物纤维。自从食物纤维被人重视以来，一般人都习惯饭前喝汤，其中汤中含有丰富的麦糖。诸位不一定要模仿他们的饮食方式，只要在日常饮食中，多吃些蔬菜、水果、芋类和豆类，或者经常改吃黑面包，白米里掺些糙米即可。

大家都知道食物纤维能够降低胆固醇。据说含有许多食物纤维的饮食，可以防止高血压，而高血压则又易引发冠心病。大量的调查证明，菜食主义者多半是低血压者。这也是由于食物纤维能降低血压的缘故，当然血压过低绝对不是一件好事，一定要平衡膳食，保持血压在正常的范围内。

帕基特博士说，"多吃食物纤维，就能防止成人病。"

维生素E对防治心肌梗死有好处吗

一直以来大家把维生素E看成医治"不孕症"的良药，从最近的研

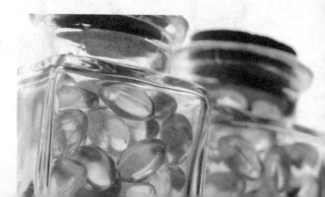

究得知，它对防治心肌梗死也有一定的好处。

米、麦和粟子等谷物的胚芽，或大豆、芝麻等种子里，含有许多维生素E。但平时吃的精米、精面，都是经过加工处理过的，把含有维生素E的部分都除去了，而饮食中又未摄取太多大豆或芝麻，这样显然会缺乏维生素E。

氧化后的油及大气污染是消耗维生素的两种主要方式。例如炸的食物很容易引起油的氧化。摄取太多氧化后的油时，会使体内的维生素E消耗殆尽。此外，大气污染也能消耗维生素E。

由此可见，从口里进来的维生素

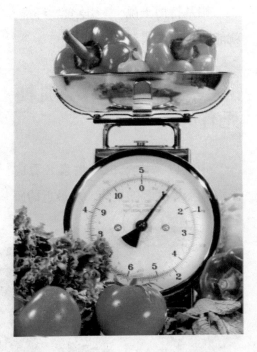

E愈来愈少，而体内又消耗大量的维生素E，这种供需矛盾，使维生素E极度缺乏。

氧气是我们生命不可缺少的，反之，它也能使体内脂肪氧化，从而造成某种毒性极强的物质——过氧化脂质。这种过氧化脂质就像脂肪的锈一样，是细胞的大敌。倘若在血管中留存太多，就会促使动脉粥样硬化，如在血液中日渐增加，会很容易引起血栓，从而增加心肌梗死与脑溢血的危险性。

维生素E的功用是能够阻止脂肪生锈。同时，也能增加良性胆固醇，促进恶性胆固醇的排泄。每天饮食里都摄取维生素E，必能有益身体，而能医治男女不孕症是大家所共知的了。

维生素E的日摄取量应为每日30毫克。但根据最近研究发现，40岁以上的人，其平均摄取量尚不足其1/2。

因此，如想改变维生素E不够的情况，那就只有设法多吃那些富有维生素E的食物了。尽量多吃前面提到过的食物，但饮食习惯一时半会儿很难改变，如想从那些食物中摄取充分的维生素E，显然十分困难。在这种情况之下，不妨多服维生素E剂，以弥补摄取量之不足。

为什么说豆腐是菜中妙品

> 大豆所含营养丰富，有人研究大豆蛋白质会降低胆固醇。这类食物值得大量摄取。

一块 360 克豆腐的热量为 156 卡路里，约和一碗饭的热量相同。而它的糖质仅有 6.12 克，约占一碗饭的 1/7。另一方面，一块豆腐的蛋白质，含量 18 克，相当于 5 碗饭。

由此可见，豆腐所含糖质甚少，而却含有高度蛋白质，又能降低胆固醇，是物美价廉的食品。如担心冠状动脉疾患或高血压，不妨常吃豆腐。

体重超限怎么办

> 肥胖是引起高血压、心脏病的因素之一。所以一定要控制体重，一旦超标，要设法减肥。人在减肥时，除了三餐标准进食外，千万不要再吃零食，比如饼干、可乐、蛋糕、汽水等都含有高热量。如果想要减肥，而又猛吃零食，热量一"减"一"增"，一切便无济于事。要决心减肥，只有切实遵守以下 5 项，才能达到减肥效果：

（1）不要把饭菜全部吃光（要养成这个习惯）。

（2）吃剩下的东西，要慷慨地丢弃，不要留着等饿了又去吃。

（3）吃完饭后，就得立刻离开餐桌，不要在餐桌前边吃边玩边说。

曾经有一本美国杂志，刊出一篇有趣的报道说："减轻体重最简单而确实的方法，就是一天三餐，饭后要立刻离开餐桌。"你如果抱怨自己过胖，那么你做到这一点了吗?

（4）少吃些主食。米、面包和面条等谷物的主要成分是淀粉。淀粉是非常重要的能源。但若摄取过量，就会逐渐存在身体里，造成身体的肥胖。

（5）在饭前先吃凉拌杂菜。许多人待吃饭后才吃凉拌杂菜。其实，应该改在饭前先吃为好。凉拌杂菜所含食品种类丰富，如能在饭前吃下去，那么，再面对其他菜肴时，也不会有空腹感了。

只要能切实遵循以上 5 项原则，就可以防止肥胖。

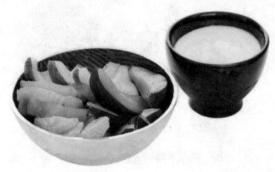

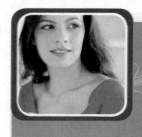

饮食保健

心脏病可以说是三分治七分养。这个"养"字就见得一个人的毅力，毕竟我们是一个美食大国，所以注意饮食保健很重要。

心脏病患者以豆油、麻油、菜油、茶油或玉米油为食用油，尽量不吃椰子油。多吃新鲜蔬菜、瓜果、瘦肉、鱼类、豆制品等。戒烟、忌饮烈性酒，切忌暴饮暴食。除多吃蔬菜、水果和豆制品外，每天三餐食用油的选择也很重要。在众多的食用油中，粟米油应该是首选。粟米油又称玉米胚芽油，由玉米胚芽精炼而成。医学研究表明，它不含胆固醇，而含有 62％的亚油酸，可抑制肠道对胆固醇的吸收，从而降低血脂，保护血管，减少动脉粥样硬化的发生。粟米油中的卵磷脂，也有此功效。食用油占人们一日膳食脂肪摄入量的 50％，是我国公民膳

食脂肪的主要来源。用油的选择，无疑对维持血脂的正常水平，预防心血管病至关重要。

心脏病患者应避免一切辛辣刺激性的食物，如酸辣、过冷、过烫、葱蒜、豆类等胀气食物，以及粗粮等。凡是能促使胃酸分泌较多的肉汤、鸡汤等鲜汤、浓茶均不宜饮用。采取少吃多餐方式以中和胃酸，并减少胃部的过重负担。

应有合理的饮食安排。高脂血症、不平衡膳食、糖尿病和肥胖都和膳食营养有关，所以，从心脏病的防治角度看营养因素十分重要。原则上应做到"三低"即：低热量、低脂肪、低胆固醇。

心脏病患者的饮食原则

1 控制饮食

少吃盐、少吃脂肪、减少热量的

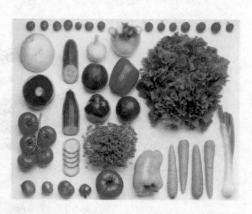

摄取。高脂及高盐的饮食可引发心绞痛，因为这些食物会突然提高人的血压。来自脂肪的热量应减至30%以下。这也就是说应尽量避免含饱和脂肪酸及胆固醇的食物，含饱和脂肪酸的食物即那些在室温下呈固态的油脂类，例如牛油。每天摄取少于180克的肉类、海产或家禽肉。

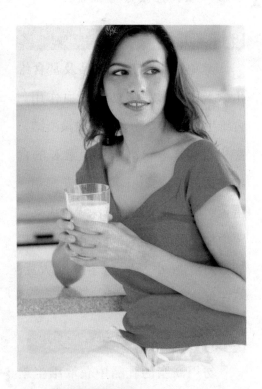

2 只吃瘦肉

购买肉类时，应购买脂肪含量在15%以下的种类，如瘦肉、去皮鸡肉、鸭肉、鹅肉和兔肉。

3 食用植物油

用含单元不饱和脂肪酸（例如橄榄油）或多元不饱和脂肪酸（例如植物油）的油类来炒肉，以减少脂肪的摄入。每日的总用油量应限制在5～8茶匙。

4 勿食动物内脏

避免摄取含高胆固醇的动物内脏，例如肝、心、肾等。

5 只喝脱脂牛奶

仅喝脱脂牛奶或低脂牛奶。当你购买低脂乳酪时应注意，有些低脂产品却含高量的盐，应避免食用。

6 避免刺激物

例如咖啡及茶，它们均含咖啡因。也避免烟、酒、糖、奶、油、脂肪（尤其是动物性脂肪）、煎炸食物、精制加工食品、软饮料、辛辣、白面粉产品，例如白面包。勿用甘草植物。

7 确保饮食均衡

多吃生菜、鱼。大蒜、洋葱及卵磷脂是好的饮食添加品。它们有效地降低血胆固醇的含量。饮食中也别忘了加入杏仁果及其他核果（不包含花生）、橄榄油、红鲑鱼、鲔鱼、鲭鱼。这些食物含必需脂肪酸，脂肪含量低，而且含有正常心脏功能所需的营养。

8 限制维生素 K 含量丰富的食物

避免维生素 K 补充品及富含维生素 K 的食物，以防止凝血作用。含维生素 K 的食物会增进血液凝结，应少量摄取。含高量维生素 K 的食物包括苜蓿、绿花椰菜、白花椰菜、蛋黄、肝、菠菜及所有深绿色蔬菜。要增加抗凝血效果，可在饮食中多添加下列食物：小麦芽、维生素 E、大豆、葵花籽。

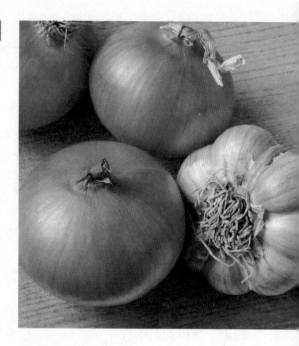

9 尽量减少维生素 D 的摄取

勿用高脂的乳品中获取维生素 D，这类食品易促成动脉堵塞。应避免均质化的产品，研究显示，高脂牛奶中的黄嘌呤氧化酶（一种酵素）会损坏心脏，并阻塞动脉。

10 勿喝酒及咖啡

酒、咖啡、可乐、香烟及其他刺激性物质，均应剔除。避免鱼肝油，尤其在喝酒时。尽量少喝饮料，仅喝蒸馏水。

11 多吃洋葱

洋葱对高脂血症、动脉粥样硬化有很好的疗效，冠心病患者宜经常用洋葱做菜食用。

12 喝芹菜汁

榨取芹菜汁，加适量的苹果汁同饮，既鲜甜可口又生津健胃。它有平肝、清热、祛风、利尿、健脾、降压、健脑和醒神之功效。对血管硬化、高血压、神经衰弱症有很好的辅助治疗效果。

13 勿食红肉、精致调味品

猪、牛、羊肉和精致调味的食物、糖、白面粉都不宜食用。精制糖引起血糖的各种变化，使所有的细胞产生有害的反应。血糖忽高忽低的骤变，将威胁到细胞内糖分的稳定性。红肉中所含的胆固醇是动脉粥样硬化患者的大忌。

14 采取低盐饮食

饮食中尽量少盐，购买食物时，要认清标签，低盐的饮食中应避免的食品及食品添加剂，包括：味精、碳酸氢钠、罐头蔬菜、已调配好的商品化食品、低热量软性饮料、含防腐剂的食品、肉类软化剂、某些药物及牙膏（咸性）、软化过的水。

15 辅酶 Q10

适当地每日补充，有助于预防缺氧导致额外的心脏受损。

16 锗

适当补充可起到改善组织及器官的氧化作用。

17 银杏萃取物

用量依产品标示银杏叶中含银杏碱、糖苷类。它对血液循环、大脑功能、脑循环及末梢循环、抗氧化作用及血液和葡萄糖的利用都有显著改善作用，它能治疗记忆力丧失、心与肾

疾病、忧郁、耳鸣、哮喘、阿尔茨滋默病。

18 钙箝合剂加镁

适当地每日补充，有助于维护正常的心肌功能。

19 L- 肉硼（氨基酸）

降低血中脂肪的浓度，增加氧的摄取及承受紧张的能力。

20 卵磷脂

与维生素 E 同时服用。正餐时服用，当作一种脂肪乳化剂。

21 L- 牛碘酸与维生素 B_6 及 C

一起加入果汁中饮用；不要与牛奶同时饮用，因牛奶会与之竞争。有助稳定心跳，矫正心律不齐。

22 钾

服用皮质酮、利尿剂或降血压药物，通常需补充钾。

23 天然药草

可使用伏牛花、北美升麻根、假叶树、辣椒、蒲公英、人参、山楂果、红葡萄叶及缬草根。

24 胆碱、卵磷脂及肌醇

用量依产品指示。卵磷脂于用餐前服用 1 汤匙。这些物质协助去除肝及血液中的脂肪。

25 硒和铜

心脏疾病与缺乏硒和铜有关。

26 维生素 A 乳剂

用量依照产品指示。它是重要的抗氧化剂。

27 维生素 E

胶囊或液体或乳剂都可以。

28 蒜 头

食用 2 瓣，每天 3 次。有益心脏，并促进血液循环。

可减少血脂肪以预防心脏疾病。

29 综合消化酶

用餐时服用。帮助消化。

ω-3 不饱和脂肪酸（樱草油和鲑鱼油）

用量依照产品指示。保护心肌细胞。

30 锌箝合剂

锌是平衡铜及促进硫胺素所必需的。

31 维生素 C 加生物类黄酮

有助于清血，预防血凝块。

32 维生素 D 群添加硫胺素（B₁）及胆碱

心肌缺乏硫胺素将导致心脏疾病。

心脏病患者在选择食物时应注意的要点

（1）控制主食及脂肪摄入量，要点同高血压病。

（2）保证新鲜蔬菜、水果供给，以提供维生素 C、B 族维生素和适量膳食纤维。

（3）应多选用豆类及豆制品，这样既可保证优质蛋白质供给，又能提供必需脂肪酸，避免动物性食品饱

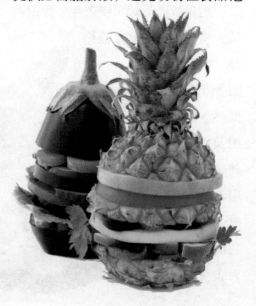

和脂肪酸和胆固醇的过多摄入，而且黄豆等还含卵磷脂及无机盐。

（4）适当增加海产品，如海带、紫菜、海蜇等，以便为机体提供丰富的碘。

（5）可多选用水产鱼类，因其蛋白质优良，易消化吸收，且对血脂有调节作用。

（6）可多选用冬瓜、萝卜、蜂蜜、山楂等食品。

（7）尽量少食用动物肝、脑、肾、鱼子、墨斗鱼、松花蛋等含胆固醇高的食物以及含饱和脂肪酸高的食品，如肥肉、动物油脂、黄油、奶油等。

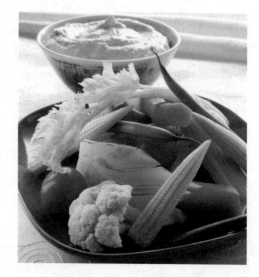

冠心病患者的饮食原则

（1）控制热量，保持理想体重。

（2）控制脂肪摄入的质与量。许多研究证明，长期食用大量动物脂肪是引起动脉粥样硬化的主要因素。而且还证明脂肪的质对血脂的影响更大，饱和脂肪酸能升高血胆固醇，多不饱和脂肪酸则能降低血胆固醇，脂肪的摄入不应超过总热量的30%，其中饱和脂肪酸应控制在占总热量10%以内。增加多不饱和脂肪酸、使饱和脂肪酸与不饱和脂肪酸、多不饱和脂肪酸的比值宜为7：1：1。膳食胆

固醇含量对体内脂质代谢会产生一定影响，应适当加以控制。

（3）控制食糖摄入。碳水化合物是机体热能的主要来源，碳水化合物摄入过多（在我国人民膳食结构中就是主食量过多），可造成热量过超，在体内同样可转化生成脂肪，引起肥胖，并使血脂升高。经研究证明，在碳水化合物中升高血脂的作用，果糖高于蔗糖，蔗糖高于淀粉。美国、加拿大等国，人们的食糖量可占一日热能的15%～20%，其冠心病发病率远高于其他国家和地区。因此，要严格控制碳水化合物摄入总量，尤其是控制食糖摄入量，一般以不超过总热量的10%为宜。

（4）减少每日胆固醇的摄取。胆固醇的摄入量不应超过300毫克／

日，尽量少吃富含饱和脂肪酸或胆固醇过多的肥肉、动物油、高脂奶品及蛋黄、动物内脏等食品。

（5）减少钠的摄入，以氯化钠为例，每人的摄入量应首先争取达到10克/日以下，将来能减至5克/日以下为最好。

（6）适当增加膳食纤维摄入。膳食纤维能吸附胆固醇，阻止胆固醇被人体吸收，并能促进胆酸从粪便中排出，减少胆固醇在体内生成，故能降低血胆固醇。故在防治冠心病的膳食中，应有充足的膳食纤维。

（7）食用复合碳水化合物，少吃或不吃蔗糖或葡萄糖等简单的碳水化合物。提倡多食新鲜蔬菜和水果，食用豆制品，食用液体植物油。

（8）提供丰富的维生素。维生素C能促进胆固醇生成胆酸，从而有降低血胆固醇的作用；还能改善冠状循环，保护血管壁。尼克酸能扩张末梢血管，防止血栓形成，还能降低血中甘油三酯的水平。维生素E具有抗氧化作用，能阻止不饱和脂肪酸被氧化，保护心肌并改善心肌缺氧，预防血栓发生。

（9）保证必需的无机盐及微量元素供给。碘能抑制胆固醇被肠道吸收，降低胆固醇在血管壁上的沉着，故能减缓或阻止动脉粥样硬化的发展，常食海带、紫菜等含碘丰富的海产品，可降低冠心病发病率。膳食中钙、镁、钾、钠、铜、铬等也同冠心病发病有关。

（10）少量多餐，切忌暴饮暴食，晚餐更不宜吃得过饱，否则易诱发急性心肌梗死。不要将饮用水软化。

（11）禁饮烈性酒。酒精能使心率加快，能加重心肌缺氧，故应禁酒。

（12）总热量限制在标准量以内，使体重维持在标准水平，如果超重（标准体重±5千克为正常），应进一步限制总热量，或适当增加体力活动。

有降低胆固醇作用的食物

鲸鱼、海豹、其他鱼油能使人体内的某些酶发生变化，产生抗高血压、抗凝作用。蔬菜类如芹菜、花菜、黄瓜、大蒜、洋葱、生姜、胡萝卜、茄子皆有降低血清胆固醇作用，其中大蒜还有抑制血小板凝集的功能。蕈类如香菇、花菇、口蘑、灵芝、木耳、银耳不仅有降低血清胆固醇作用，而且对动物肝脏脂肪和胆固醇也有降低作用；谷类如燕麦、荞麦、大麦、玉米可降低血清胆固醇；黄豆、绿豆、鹰嘴豆、月见草油、红花油、芝麻油、豆油、玉米油、米糠油可具有同样的功效。

Part3 下篇 心脏病的物理疗法

心脏病患者除了注意饮食用药，更要进行一些物理性的辅助治疗，可以让药效达到最佳效果。

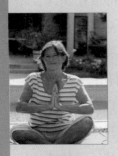
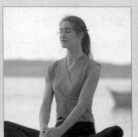
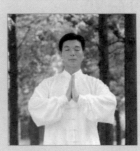
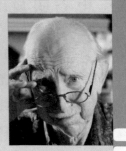

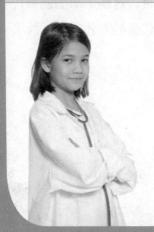
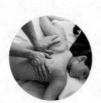
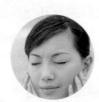
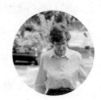

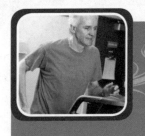

运动疗法

大量客观事实表明，适度的运动对心脏病患者的康复起着积极的作用。

本节详细介绍一下运动疗法对治疗冠心病（又称缺血性心脏病）的作用。近年来研究证实，体力活动少以及缺乏体育锻炼和冠心病的发生有关，因此应进行适当的体育锻炼。

成人健身程序对冠心病患者康复的益处

（1）体育锻炼可以扩张冠状血管，促进侧支循环的形成，改善心肌供血，增加心脏泵血功能。

（2）体育锻炼可降低血甘油三酯、低密度脂蛋白胆固醇水平，提高高密度脂蛋白胆固醇水平，从而可防治动脉粥样硬化的形成及其继发的冠心病，对防止血栓的形成和心肌梗死的发生有重要意义。

（3）体育锻炼是减肥的重要措施，很多冠心病患者过于肥胖，而过于肥胖者因心血管疾病致死的人数较正常体重的人多62%。

（4）体育锻炼可改善骨骼肌代谢，减少运动时的能量需求量从而减轻心脏的负荷，增加心功能贮备，并改善体力。

（5）体育锻炼是防治高血压病的有效辅助方法，而高血压又是冠心病的易患因素。

（6）体育锻炼可放松情绪，增加冠心病患者的生活乐趣，这对冠心病患者的身心健康都有好处。

由此可见，运动有利于提高心肺功能，冠心病患者可以选择散步、慢跑、打太极拳、骑自行车或健身车、游泳等运动项目，这些运动的能量代谢主要以有氧代谢的形式进行，故医

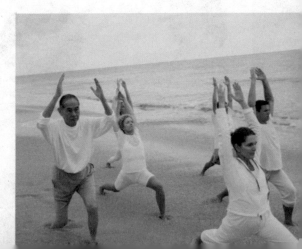

学上称为"有氧运动"。长期进行这些运动能提高机体的携氧能力，提高心、肺功能。怎样才能做到有益、适量的运动呢？

运动方案	以患者的病情、年龄、有无运动史及个人爱好为原则的。处方上将告诉患者应该进行哪些活动，如何掌握运动量及注意事项等问题。下面将介绍冠心病患者运动处方的具体内容。
运动种类	在多种运动中以散步、慢跑、骑自行车或健身车、游泳等项目对冠心病患者较为合适。因为这些运动是属于低至中等强度的运动，以耐力性运动为主的运动。这些运动的能量代谢主要以有氧代谢的形式进行，故医学上称为"有氧运动"。长期进行这种运动能提高机体的携氧能力，提高心、肺功能。
运动量	它主要由运动强度、运动持续时间及运动次数所组成，三者可相互协调。
运动强度	运动强度可分三级（低强度、中等强度及较大强度）。它是以机体运动时耗氧量的多少来衡量。耗氧量愈大，运动强度就愈大。但由于临床测定耗氧量较难，所以在实际运动中常以心率作为衡量运动强度最实际的指标。这是因为运动时心率与耗氧量平行，测定心率又简便易行，容易掌握。患者只需数自己的脉搏15秒钟，再乘以4，即得每分钟的心率。但这种方法只适合无心律失常的患者。低、中等强度运动时最高的心率分别为100次/分钟，100～120次/分钟心率来表示。一般来说，冠心病患者从事低至中等强度的运动既可达到锻炼目的。
运动次数	运动次数每周运动3～5次即可达到锻炼目的。
运动时间	每次约30～40分钟。包括准备运动5～10分钟；正式运动15～20分钟，这个期间可达到预计的心率；整理运动5～10分钟。一般来说，运动后收缩压轻度增高（收缩压增高不超过20mmHg）、心率增快（活动后心率与活动前比不超过20次/分钟或活动中最高心率不超过120次/分钟）属于正常反应。但如果在活动中出现气短、心绞痛、心律失常、头晕、恶心、面色苍白及活动后出现长时间疲倦、失眠等不适时，提示这次运动过量，应该在下次运动时减量或暂停运动。

冠心病患者在运动中应注意以下几点

（1）循序渐进，从低强度运动开始，切忌在初次活动时即达到负荷量。

（2）患者应根据自己的年龄、病情、体力情况、个人爱好及锻炼基础来选择运动种类及强度。每次活动中可交替进行各种运动。如散步与慢跑交替。要选择适当的运动，既能达到训练效果，又容易持之以恒。要避免竞技性运动。

（3）只在感觉良好时运动。感冒或发热后要在症状和体征消失两天

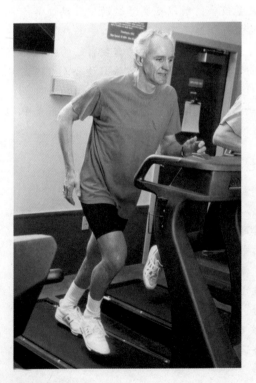

以上才能恢复运动。患病或外伤后应暂停运动。

（4）老年人并发疾病多、症状不典型，要注意勿运动过量并兼顾其他疾病的治疗。运动中适当延长准备及整理时间。

（5）注意周围环境因素对运动反应的影响，包括：寒冷和炎热气候要相对降低运动量和运动强度；穿戴宽松、舒适、透气的衣服和鞋袜；上坡时要减慢速度；饭后不做剧烈运动。

（6）患者要根据个人能力，定期检查和修正运动处方，避免过度训练。药物治疗改变时，要调整运动方案。参加训练前应进行身体检查。

（7）警惕症状。运动时如发现下列症状，应停止运动，及时就医：上身不适（包括胸、臂、颈或下颌，表现为酸痛、烧灼感、紧缩感或胀痛）、无力、气短、骨关节不适（关节痛或背痛）。

（8）训练必须持之以恒。值得提出的是运动处方要根据患者的情况定期调整。所以患者要经常与医生保持联系以更改和调整运动方案。患者运动后应以自我感觉身心舒畅、不过度疲惫为准，这一点是冠心病患者在进行运动的过程中最基本的原则。每周运动 3 ~ 5 次即可达到锻炼目的。

适合心脏病患者的运动疗法

1 行走疗法

徒步行走，作为一种简便易行、行之有效的锻炼身体的方式，正被越来越多的人所接受。

人的一生当中，走，是最重要的日常活动。从出生后一岁左右蹒跚学步开始，到年老寿终正寝，几十年间走不停步。年轻之时不知走之可贵，到了老年方知人老先从腿上老，能否自主行走便成了衡量耄耋之人健康程度的一个重要标志了。人类从猿进化到人，直立行走，是一次飞跃。在漫长的进化过程当中，人的各项生理机能都与直立行走相适应。这大概就是为什么行走锻炼有益健康的原因之一。

时下锻炼身体的方法有很多，有各项体育活动，有传统的拳术，还有风靡一时的各种气功，令人眼花缭乱，使人无所适从。人们各取所好，而不知"走"是各种锻炼的共同基础。所谓"走为百炼之祖"就是这个意思。拿拳术来说，不论太极、八卦、行意，行起拳来步法的进退转行是其基本的动作要领。尤其是对老年人来说，走，是一项最简便易行、最容易做到、最能够坚持、也是最经济、最有效的锻炼方法。

从医学角度看，行走锻炼对人体各系统生理机能的促进作用也是显而易见的。在循环系统方面，行走时肌肉的节律性伸缩有助于促进下肢静脉和淋巴的回流，从而消除下部淤血，增强心脏功能，所以心脏病患者绝对卧床休息的传统做法并不可取，坚持适度的行走锻炼更为有益。行走对消化系统的影响是人所共知的。老年人由于胃肠蠕动缓慢容易出现腹胀、便秘、食欲不振等症状，通过行走锻炼能得到改善。行走锻炼还能调节神经活动。晨起行走一小时，精神焕发一天；睡前行走一小时，安然入睡一夜。行走锻炼还能改善肾区血液循环，增加肾脏血液流量，从而增强肾功能。坚持行走锻炼者，老来健康如昔，岂不美哉！

走吧！轻轻松松走出一身健康来。

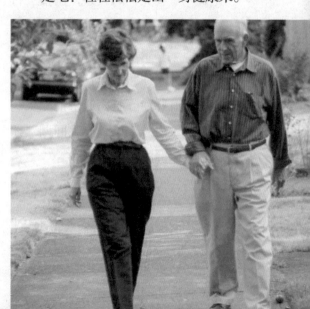

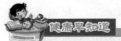 健康早知道

受损心脏在日常生活中的症状表现

1.情绪激动，易怒、易伤感。
2.胸闷、气短。
3.手脚发凉、发麻。
4.头晕、头痛、头胀。
5.嘴唇发紫色或有淤点或淤斑。
6.失眠。
7.心神不宁、健忘、精神萎靡、神志昏迷。
8.谵语狂妄、舌尖红刺、溃烂疼痛、舌卷舌强。
9.心慌、心痛、自汗、盗汗、手脚麻木、静脉曲张。

2 圣宣五行疗法

人体是一个以五脏为中心的有机整体，任何一个脏器都不是单独存在，与其他脏器都存在着"生我""我生"，"克我""我克"的关系，圣宣五行疗法是"内外双修、五脏同调"，以调代治的一套整体疗法外，五行疏通外在的经脉使症状消除，内五行方剂疏通气脉血脉使五脏衡通来消除疾病的病根。"内外双修，五脏同调"才能达到人体健康的最高标准。

3 道家养生五行疗法

修炼时要做到诚、静、缓、恒：

（1）诚就是心要诚；

（2）静就是心要静；

（3）缓就是动作要缓（不能着急）；

（4）恒就是要持之以恒（不能三天打渔两天晒网）。要在阴阳交会时练（日出和日落时），早晚各一次。锻炼时用鼻子吸气（臆想吸进的是大自然的清新空气），用口呼气（臆想呼出去的是使五脏得病的浊气）。收心求静，不要有任何杂念，不可操之过急，要闭目养神，修神求静。

以下为外调心脏的具体做法：（按、搓、揉、提、拿）

（1）调肝（按目）：身体平坐，

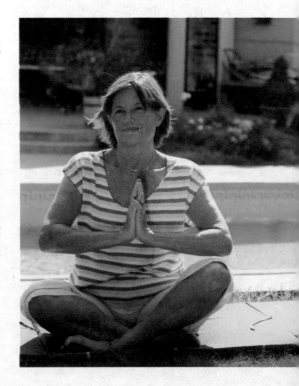

能盘腿的盘腿，不能盘腿的可以不盘腿，轻闭双目，呼吸均匀，不要紧张，用鼻子吸气（吸入的是自然界无比的清气），用口呼气（呼出的是使五脏得病的浊气），将两手搓热（慢慢搓不要着急）轻微按在双目上，手心对准眼球（千万不要动）平移眼球上下各3次，左右各3次，然后转动眼球，顺时针转3圈，逆时针转3圈为1次功，然后搓热双手再重复以上动作，共9次。完后稍待1分钟，松开双手，此功能治疗所有眼病及肝脏失衡引起的疾病，眼出血者不能移动眼球。

（2）调肺（搓脖子）：身体平坐，作此功时能盘腿的盘腿，也可站立操作(在阴阳交会时作)。一手虎口自然，拖住下巴颏自上而下搓至锁骨，左手搓时用鼻子吸气（臆想吸入的是自然界无比的清气），右手搓时用口呼气（臆想呼出去的是使五脏得病的浊气），搓一下算一次，共做45次，不能多也不能少。

（3）调脾（揉腹）：身体平坐，双手搓热，十指交叉放在小肚子上（肚脐上）顺时针揉时吸气，逆时针揉时呼气，顺逆算1回，共9回。便秘者逆时针揉腹18圈（早晚各1次），腹泻者顺时针揉腹18圈（阴阳交会时作）。

（4）调肾（提肛）：身体站立，用鼻子吸气时同时提肛，肛门收紧，坚持1～2秒钟，然后用口呼气，全身放松，共81次。81次为一组，早晚各一次，每组81次，不能多也不能少（注意次数、时间、心态三个方面）。

（5）调心（拿足）：平坐将一只脚放在另一条腿上，用手将脚趾向足背方向用力压一下，然后用拇指从足跟沿脚心用力搓至脚趾根部，然后，以足环为轴转1圈为1回，每只脚9回，早晚各1次。

通过外调五脏，可使五脏生克有序，五脏衡通（平衡）正气足百病除，病痛消失，身体恢复健康，心脏病也能得到很好的治疗。

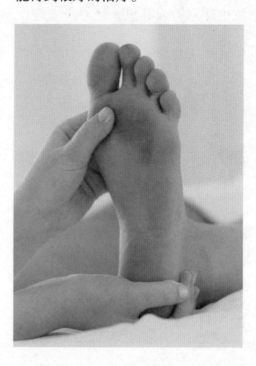

瑜伽疗法

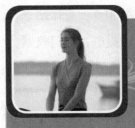

　　瑜伽是发祥于古印度的一种修身方式。而瑜伽健身是现在风靡全世界的时尚健身术，深受女性青睐。

　　瑜伽的修行分为八个阶段，即：①约束；②戒律；③姿势和体位；④调节呼吸；⑤控制感觉；⑥精神集中；⑦冥想；⑧三昧。所谓三昧，是指心神平静，杂念止息，从世俗中超脱出来的境界。瑜伽有多种流派，有的以修身养性为主，有的以锻炼身体为目的。医学上的瑜伽疗法采用各式各样的体位，调整呼吸，集中注意力或冥想，使心身安定，

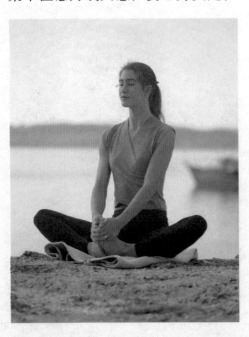

解除应激，恢复身体内环境稳定和自然治愈力。

　　瑜伽疗法采用的姿势和体位多种多样。日本学者对各种姿势做过生理方面的研究，连续记录呼吸、血压、脉搏情况，挑选出眼镜蛇、鸟、龟、骆驼、蜘蛛、蝗虫等姿势。瑜伽的姿势多取自动物的名称，因为动物的姿势是自然的。由于人变成双腿直立后，取不自然的姿势，结果造成脊椎负担过重，容易引起腰背疼痛和内脏下垂。采取动物的自然姿势可以达到治疗目的。调整呼吸时做腹式呼吸，或边呼吸边数数。集中精神时将注意力集中于一个问题或身体的某一点，如双眼半闭半开，俯视鼻尖，在保持清醒状态的同时，精神内守。冥想时使自身与环境统一，消除对立，使自己的意念与行动一致。研究证实，瑜伽疗法中控制呼吸是最主要的，控制呼吸就能控制姿势，同时也能控制血压、脉搏，对其他自主功能也有调节作用。

瑜伽疗法多与其他治疗并用，适应证有焦虑状态、疑病状态、高血压、心脏神经症等心身疾患。强迫状态、抑郁状态是中等适应证。不适于癔症。现在介绍几个对心脏有好处的瑜伽姿势，有很多瑜伽姿势都有益心肺功能，这是因为它们能有效扩张肺部，并增加心脏血液的循环。比如：

摇动的弓式：俯卧，双手向后伸直，双手抓住脚踝，吸气尽力将胸部和大腿抬起，使手臂和腿部之间形成一个相对的力量，然后让身体前后地摇动，同时进行有力的喉式呼吸，持续 1 分钟。

脊柱扭转式：坐姿，两腿在前伸直，右腿跨过左腿并将或腿放在左旁边，全脚撑着地。左手臂绕过右腿外侧，左手抓住右脚大脚趾，将腰部尽量向后转动，扩张胸部。右手放在臂部旁。并持续头部和脊柱的伸展。深呼吸，吐气时尽量向后

转移多一些。一定不要低头，保持下巴放松。另侧重复此动作。

心脏病患者练习瑜伽，一般是主张不要屏息，不要做收束法。至于呼吸控制法，有的不主张做，有的似乎没有特别的讲究。但是其中的原理，并不是很清楚，也没有找到合适的解释。最主要的还是要视患者的情况而定。疾病有轻重缓急，人也各有喜怒哀乐。瑜伽练习可以强健体魄，增强患者的自信心，促进患者自身与环境和别人的结合感，避免由于疾病而导致的被隔离感和孤独无助感，从而帮助患者尽快恢复健康。心脏病患者的瑜伽练习中要更多侧重放松，例如 Yoga Nidra（瑜伽睡眠，yogic sleep）的应用。体式锻炼以简单柔和缓慢为主，不要造成患者身体和心理上的过分紧张。

经常进行瑜伽练习，通过各种前弯、后仰、扭动、斜腹、挤、压等动作，加速动脉血液的流动，可防止不洁物质在血液里凝结或堵塞血管，并较好地清除血液里的不洁物质（就像小溪的水加速流动一样可以较好地清除小溪的污染物）；同时加强呼吸的作用，使体内摄入更多的氧气，使血液能够携带大量氧气并且吸收，可以按摩人的内脏器官和身体的各个系统，润滑

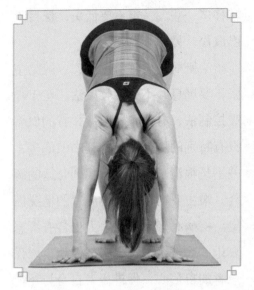

各个零件，打通被堵塞的通道，使能量可以在体内畅通无阻，使能量在体内源源不断地正常流动，把垃圾从血管里清除。瑜伽的练习还可以养成良好的生活习惯，改正不良的饮食习惯，控制体重，降低血压，缓解工作和生活压力，这样就可以有效防治心脏疾病。

特别需要注意的是沐浴前后30分钟不要练习瑜伽。这是因为瑜伽练习后身体感觉变得特别敏感，忽冷忽热的刺激是不适合的，可能因而伤害了身体，而且也会消耗身体储蓄的能量，所以沐浴前不要练习。此外，沐浴后血循环加快，增加心脏负担，尤其是心脏病、高血压、低血压、甲亢的患者沐浴后不宜做瑜伽。

以下是心脏病患者一星期之内的瑜伽练习安排：

星期一	清理纳地调息功，喉呼吸调息，扭脊式三式，前屈式，双腿背部伸展式，舞王式，骆驼式，仰卧放松功，瑜伽语音冥想。
星期二	清理纳地调息功，喉呼吸调息，瑜伽休息术，瑜伽语音冥想。
星期三	清理纳地调息功，喉呼吸调息，扭脊式三式，前屈式，双腿背部伸展式，舞王式，骆驼式，仰卧放松功，瑜伽语音冥想。
星期四	清理纳地调息功，喉呼吸调息，瑜伽休息术，瑜伽语音冥想。
星期五	清理纳地调息功，喉呼吸调息，扭脊式三式，前屈式，双腿背部伸展式，舞王式，骆驼式，仰卧放松功，瑜伽语音冥想。
星期六	清理纳地调息功，喉呼吸调息，瑜伽休息术，瑜伽语音冥想。
星期日	综合练习。

注：1.练习调息时不要屏息，要放松着练习。2.注意生活方式。

美国亚特兰大和印度新德里的两个科研课题组在最新一期德国专业杂志《医学实践》中公布了自己的研究成果。在亚特兰大，科学家们将84位高血压患者分成两个组进行研究。经比较发现，坚持参加瑜伽健身的一组患者的血压有明显下降，13周后他们的脾气不再像以前那样暴躁，血压下降幅度较大。新德里课题组对42位心血管疾病患者进行了长达一年的分组观察，结果发现每天参加90分钟瑜伽健身的患者很少再有胸闷气短的现象。与不参加这种健身的患者相比，参加者的体重有所减轻，血液中的胆固醇含量明显降低，动脉粥样硬化大为减轻。

由此可见瑜伽健身法对人们的血管和心脏具有保护作用，但产生这一效果的前提是必须采用各种医疗手段进行积极的治疗。

因瑜伽疗法较为专业，具体施治时应由专业人士指导方可进行。因此，本书这里不做具体的疗法介绍。请患者找相关的专业医疗机构施治。

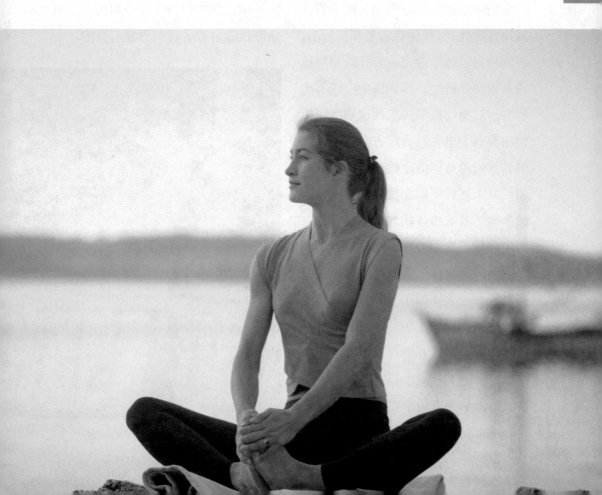

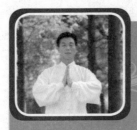

太极拳疗法

太极拳运动作为一种疗法，其作用机理是复杂而又全面的。主要是通过加强人体自我调节机能、提高免疫机能和防御能力。

中医经典《黄帝内经》中讲到"是故圣人不治已病治未病，不治已乱，治未乱，此之谓也。夫病已成而后药之，乱已成而后治之，譬犹渴而穿井，斗而铸锥，不亦晚乎？"故此预防疾病仍是重要之举。然而当前人们治疗疾病仍以医疗处方为主，很少有人问津预防处方。作为患者要积极防治，不能将自己的生命完全寄托给高科技或高级治疗医生。作为医生应该有包容心，对现代医学的东西或别的医生做出有利于患者的治疗方案，都可归纳到我们的整体治疗的框架内为我所用，以求达到阴阳在健康层次上的新的平衡。真正治好病的是患者自己，医生只是起到助一把力的作用。而医术高明的医生在于能发现依靠和扶持的对象——人体的正气。人都有自我痊愈能力，这个能力就是"正气内存"的自我稳定和"邪不可干"的生态平衡。

古人认为太极拳是锻炼精气神，而精气神则代表了人体正气。是人都有三宝——精、气、神，通过练功，可使精充、气足、神旺，这是正气充足的表现，这自然可以祛邪防病。这也说明了太极拳疗法是整体上发挥作用，通过自我锻炼调节和控制内脏机能活动，从而改善了全身机能状态和新陈代谢过程，达到康复的目的。

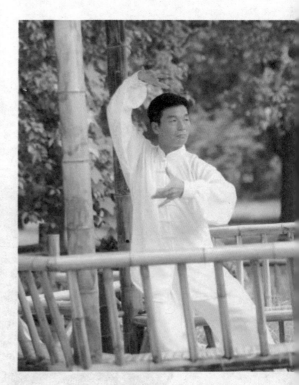

太极拳锻炼能治疗心血管系统疾病，有助心血管系统健康。中医学认为心主血脉、主神志，心血运行不畅、心血亏虚都可以影响心脏的功能。而太极拳讲以意导体、以体导气、气随意走，进而推动血液运行，也就是做到拳论中提到的"气遍周身不少滞"，另一方面静心养气，有利于心血的濡养和心神的安宁。据近代人研究，在练习太极拳时，圆活舒展的动作，全身肌肉有节奏的收缩弛张，使毛细血管反射性扩张导致血液流畅，静脉回流增加，从而加速了血液循环，减轻了心脏负担，对人体和心脏都起到了保健作用。练习太极拳要气沉丹田，腹式呼吸使膈肌和腹肌收缩与舒张，促进血液循环。同时，肌肉活动使毛细血管充分开放，加速静脉和淋巴的回流速度，改善微循环，从而减轻心脏负担。从整体上改善心脏营养过程，有助于保持心脏、血管和淋巴系统的健康。

患者精神疲倦，心悸，气短，面色不华，甚者心胸憋闷或作痛，脉细弱。坚持太极拳锻炼，使心气旺盛、血脉充盈、脉搏和缓有力、面色红润光泽。临床上常用于冠状动脉粥样硬化性心脏病、心绞痛、心肌梗死后恢复期，Ⅰ、Ⅱ期原发性高血压病，风

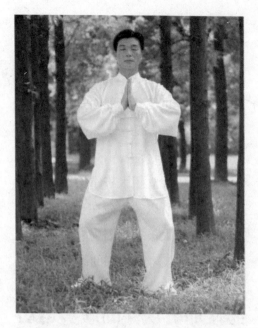

湿性心脏瓣膜病和肺源性心脏病，Ⅰ、Ⅱ度心功能不全者。上述患者可以练全套简化陈式太极拳，也可以视病情和体质进行选练，如野马分鬃、搂膝拗步、云手等。正常人的心律是在每分钟70～80次左右，而久练太极拳的人心率是在每分钟60次左右，若要加大运动量，可以重复打拳。练拳最好在早晨选择空气新鲜，较为温暖干燥的地方。

中医书上写道"通则不痛，痛则不通"是什么意思呢？关节和气血通了，就不会痛，气血不通，人就会生病，所以人体就会痛了。总而言之，太极拳不治百病，但可以防百病。太极拳还对心脏病、高血压、颈椎病、腰椎间盘突出、办公室综合征、心态

失衡等均有很好的调节固本作用。

祖国医学很早就和传统的保健运动太极拳紧密地联系在一起；而今天的现代医学也已经开始对这珍贵的文化遗产、传统保健——太极拳重视起来。有更多的国际友人喜爱这项运动，不少国家还成立了太极拳协会，到中国来访问。所以"生命在于运动"，运动应首推太极拳，因为它能推迟衰老，是保健长寿的很好的锻炼方式。

缓慢而有规律的虚实运动对冠状动脉循环的影响

现代有一种促进血液循环数字指标学说，即以运动后年龄加心率做为评价指标，通过心率加快的负荷来改善血液循环，也就是用每分钟射血分数来评价，然而这种运动方式对周身供血有益，而对心脏本身不利。

原因是：其一，长期加快心率使心肌易产生疲劳，缩短心肌使用寿命，同时释放不利因子。其二，从流体力学讲过快的血流速度加上主动脉瓣的解剖特点，心室收缩血流速度过快，反能抽吸冠状动脉内的血液倒流。其三，冠状动脉供血特点是从心肌外直到心内膜，由内向外供血，这就是收缩时冠状动脉分支供血受阻，而舒张时才能通过大量血液，说明舒张期相对长，供血就多。而太极拳的运动规律是：心松、神松、意松、气松、正如《黄帝内经》所言："恬淡虚无，真气从之"。通过这种特有的内外合一的运动方式，能使心率相对地减慢，并增加每搏输出量，这种动静平衡的有氧运动，对防治冠心病有着药所不及的功效，要改善每搏输出量，必须使心室前负荷加大，即心脏回流血量增加。太极拳的缓慢运动，关键取决于下肢的交替虚实运动及腰腹的丹田转动，胸腰折叠等特点，由于下肢的大量静脉瓣的作用，加上特定的太极拳虚实步法的张弛差比例加大，促使挤向回心血量增加，相反如两下肢张力差缩小，必会影响回心血量，同时还影响心脏射血阻力和血管自身的弹性，这下肢的一张一弛的缓慢运动规律，实际上起了一个人为的加压泵的作用，这种加压泵功能发挥越正常，回心血量就越多。故此太极拳的虚实步法对改善冠状动脉的血流是有积极作用。

太极拳的深细匀长呼吸规律可以改善心肌缺氧状态

人体的肺脏是密闭的，只有通过气管及支气管与外界相通。然而，气道漫长，对呼吸氧气而言有一部分称为生理死腔，（即每次呼吸达不到肺泡的氧气）如果一个人的心率、呼吸均加快，此时，相应的生理死腔亦加大，结果人是缺氧的。例如，竞技体育就是比的耐缺氧下的成绩。心衰或呼吸衰竭的人，呼吸浅短，生理死腔加长，人体严重缺氧。然而太极拳的呼吸特点是：深细匀长，是有氧运动，通过深细匀长的特有呼吸节奏，可以改善气道的生理死腔，并相对地影响了胸腔负压状态，使腔静脉的回流血量加大，同时也锻炼了呼吸肌群的功能，这样每搏输出量的血液携氧能力就增加，否则，

只是心率加快，呼吸急促，那么实际血氧饱和度是不足的，故此太极拳的特有呼吸方式是改善冠心病缺氧的非药物治疗的重要方法。

太极拳的气化功能对心肌的兴奋性、自律性、传导性的影响

在充足的氧化下才能有足量的气化功能。太极拳的精髓便是炼精化气、炼气化神、炼神还虚，这神和虚灵之感对心脏的本能四性（收缩性、兴奋性、自律性、传导性）有重要影响。太极拳的真谛是精、气、神、形的综合艺术功能，而人类生存多是伤神、劳神、耗神、损形伤气。在精力旺盛时期尚不明显，然而，至中老年，气化功能减退，元气胜不了谷气时，人体的阴阳气血开始失衡，只是隐性衰退很难引起人们对心神的注意。中医学很早就认识到形与神兼具才能尽度其天年，太极拳的特点就是神形兼备，而神形兼备的首要条件是心气（即心脏的收缩性、兴奋性、

111

自律性，传导性）正常，要保护好心气的质量（分本能质量和潜能质量）。它不仅是一种动态艺术美还是高质量的保健方法。它能保护、调动、开发、激活心气的能量。人的意识和潜意识都是潜藏在人体内部的聪明和才智或者说是人的精气神和"灵气"。

意识在人体中的能量是微小的，而潜意识的能量超出人的本能。例如，人在特定的环境下可以惊人地出现相当大的力量或胆量，这就是启动了潜意识，激活了中医讲的神明之心的应急能力，故此，要看载体人是不是善于运用本身的巨大潜在能量，修炼太极拳潜意识，轻灵，松柔，松空等深藏于神明之心，循规蹈矩，开发能量，通过至诚之心理，集中精力，只存一念，激发心理上的电能，即可使心气旺盛，发生生理上的变化，举手投足，就会轻松愉快，不仅筋脉骨髓都已发生摩荡，而且，彻悟一切，达到身心锻炼之极致境界。太极拳锻炼是以

改善人体整体机能状态、提高人体素质为目标的锻炼方法，对心脏病患者的病情好转起着良性的作用。

K ⋯⋯⋯⋯ 抗病最前线

太极拳有助治疗心脏病

美国一项研究发现，太极拳有助治疗患有慢性心脏衰竭的患者，定期锻炼太极拳的心脏病患者，其心脏功能获得改善。

这项研究由哈佛医学院进行，有30名患者参与，其中一组连续3个月参加每周2次的太极拳课，另一组则接受一般的标准治疗。

研究结果发表在最新一期的《美国医学杂志》。

领导研究的格洛丽亚·叶指出，对于患有慢性心脏衰竭的患者来说，打太极拳能提高生活质量和心脏机能。

英国心脏基金会认为上述发现是一个"非常好的消息"，英国将来可以把太极拳列入治疗心脏病的疗程中。

基金会的心脏科护士罗斯表示："心脏衰竭患者不需要激烈的运动，而是要持续与缓舒的运动，太极拳正好是一项理想的活动。"

目前在英国有80万名心脏衰竭患者，与突发性心脏病不同的是，前者是心脏逐渐失去把血液输送到身体各部分的能力。

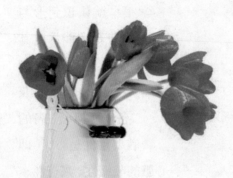

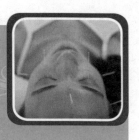

灸，是灼烧的意思。灸法，是用艾绒或其他药物放在体表的穴位上烧灼、温熨，借灸火的温和热力以及药物的作用，通过经络的传导，起到温通气血，扶正祛邪，达到治病和保健目的的一种外治方法。

灸灼疗法

灸灼疗法简介

1 艾炷灸法施

灸时所燃烧的用艾绒制成的圆锥形小体称为艾炷。分大、中、小三种。大者高 1 厘米，炷底直径 0.8 厘米，重约 0.1 克；中者为大炷之半，如枣核大；小者如麦粒。燃烧一炷即为 1 壮。临床应用炷的大小，壮的多少，随病症、施灸部位不同而异，少者 1～3 壮，多者可达数百壮。一般阳寒虚弱之症宜多灸，体壮者宜少灸；肌肉丰满深厚处宜大炷，浅薄之处宜小炷。

艾炷法可分为直接灸和间接灸两类。

（1）直接灸：又称着肤灸、明灸。是把艾炷直接放在皮肤上面施灸的一种方法，为防止艾炷倾倒，可事先在皮肤上涂一点蒜汁、粥汤、清水或酒精。直接灸法又分为瘢痕灸、无瘢灸、骑竹马灸法、三角灸四种。

（2）间接灸：又称隔物灸、间隔灸。即利用其他药物将艾炷和穴道隔开施灸的一种方法。这样既可避免灸伤皮肤而致化脓，还可以借间隔物的药力和艾的特性发挥协调作用，从而取得更大的治疗效果。该法种类很多，被广泛应用于内、外、妇、儿、皮肤、五官等科疾病的治疗中，有着较好的疗效。

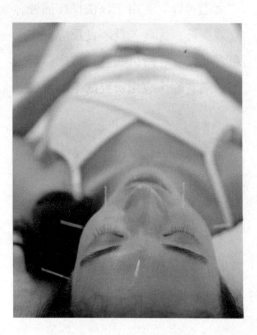

（3）禁忌症：因施灸时疼痛较剧，灸后化脓并留有瘢痕，故对一般体质衰弱者及老年人、小儿应慎用；对急性热病、长期消耗性疾病的重症患者，如吐血过多的肺痨症和内脏实质病症，均不能施瘢痕灸治疗。此外，如眼、心肝附近及睾丸、阴部均列为禁灸区。醉酒之后、大劳、大饥、大饱之时暂不宜施灸。雾、雪、雷、雨之日也不宜施灸。急症例外。

2 艾卷灸法

又称艾条灸法。是用纸包裹艾绒（或加药物）卷成圆筒形的艾卷，一端燃烧，在穴位或患处施灸的一种治疗方法。在艾绒内加进药物，再用纸卷成条状施灸，名为"雷火神针"或"太乙神针"。由于该法操作简便，疗效良好，无痛苦及不良反应，广为患者所接受，所以一直被临床广泛采用，随着临床应用研究的不断发展，

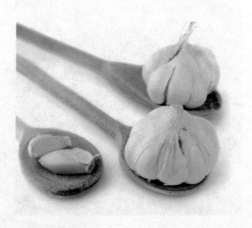

现本灸法已演变为纯艾条灸法、药物艾条灸法、隔药灸法和无烟艾条灸法四种。

（1）纯艾条灸法：即用纯艾绒制成艾条而施灸的一种方法。依其操作方法，应用范围的不同又分为温盒灸、回旋灸、雀啄灸三种。①温盒灸：将灸条的一端点燃，对准施灸部位，约距0.5寸左右进行熏烤，使局部有温度热感而无灼痛，一般每处灸3~5分钟，至皮肤稍起红晕为度。对于昏厥、局部知觉减弱的患者和患儿，医生可将食、中两指置于施灸部位两侧，以通过医生手指的知觉来测患者局部受热程度，而随时调节施灸距离，掌握施灸时间，防止烫伤。本法适用于灸疗各种病症。②回旋灸：又称熨热灸法。将点燃的艾卷接近灸的部位平行往复回旋熏灸（距皮肤约3厘米）。一般可灸20~30分钟。适用于风湿痹痛、神经性麻痹及广泛性皮肤病等。③雀啄灸：艾条燃着的一端，与施灸部位并不固定在一定的距离，而是像鸟雀啄食一样，一上一下移动，一般灸5分钟左右。多用于治疗小儿疾病或急救晕厥等。此法热感较强，注意防止烧伤皮肤。

（2）药物艾条灸法：即用药物艾条点燃后，垫上纸或布，趁热按到

穴位上，使热传导透达深部的一种灸疗方法。常用以下几种：

①雷火神针：又称雷火针，本属于灸法，为何称为"针"，是因为它的操作方式，很像针法实按在穴位上的缘故。操作方法如下：将所选药物研成细末，和匀。以桑皮纸1张，宽约30厘米见方，摊平，先取艾绒24克，均匀摊在纸上，次取药末6克，均匀掺在艾绒里，然后卷紧如爆竹状，外用鸡蛋清涂抹，再糊上桑皮纸一层，两头留空纸3厘米许，捻紧即成药物艾条。施灸时先选穴定位，将艾条点燃一端。另一种方法是在所灸的穴位上，覆盖10层棉纸或5～7层棉面，再将艾火隔着纸或面紧紧按在穴位上，留按1～2秒即可，若艾火熄灭，可重新点燃另一端，以7层绵纸包裹，紧按在穴位上，如觉得太烫，可将艾条略微提起，待热减再灸。如火熄、冷却，则重新点燃灸之。每穴可按5～7次。适应于：风寒湿痹、痿证、腹痛、泄泻、闪挫肿痛等。

常用药物艾条处方：艾绒60克，乳香9克，沉香9克，木香9克，羌活9克，茵陈9克，干姜9克，麝香少许。

②太乙神针：又称"太乙针"，与雷火针无实质区别，是雷火针的进

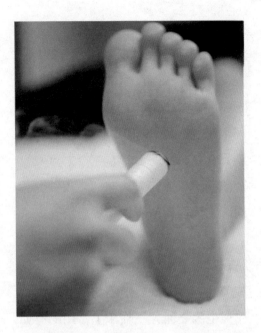

一步发展。其艾条制法，操作方法与"雷火针"相同。

③神灯照灸法药物组成：将雄黄6克，朱砂6克，血竭6克，没药6克，麝香1.5克，研细为末。每次取药1克，桑皮纸裹之。做成条状，长约20厘米，以麻油浸透备用。用时点燃。使其距患部3厘米许，徐徐烘之，以皮肤烘热为度。适用于外科疮疡，有消肿、溃坚、止痛的作用。

④百发神针药物组成：乳香、没药、生川附子、血竭、川乌、草乌、檀得末、大贝母、麝香各9克，母丁香49粒，艾绒30克，其艾条制法，操作方法与"雷火针"相同。临床上主要用于偏正头痛、漏肩风、鹤膝风、半身不遂、痞块、腰痛、疝气、痹疽

等症。

⑤消癖神火针药物组成：蜈蚣1条，五灵脂、雄黄、乳香、没药、阿魏、三棱、木鳖、文术、甘草、皮硝各3克，闹羊花、硫磺、穿山甲、牙皂各6克，麝香9克，甘遂1.5克，艾绒60克。药条制法、操作方法与"雷火针"相同。主治偏食消瘦、积聚痞块等。

（3）隔药灸法：又称间接灸法。是在穴位上覆盖某些药物后再以艾条施灸的一种方法。随隔物的不同，适应证也因之而异。临床上常用的有如下两种：

①隔核桃壳灸将核桃劈为两半去仁，于壳上钻小孔若干，内装干鸡粪，扣患处。用艾条灸之。有解毒消肿作用，主治各种肿毒。

②隔蟾酥皮灸取略大于病灶的蟾皮一块，将其内面平铺于疖肿上，然后持点燃的艾条，置蟾皮上方适当的距离进行熏灸。至病灶区出现温热感为度。每日灸1次，每次约30～60分钟。此法治疗疖肿，有较好疗效。

（4）无烟灸法：无烟灸是现代人经改进研制出的新处方，其疗效不仅

比有烟灸好而且又具有环保卫生的优点，现已逐步推广开来。常用的无烟艾条处方是：艾叶500克，甘松30克，白芷、细辛、羌活各6克，金粉（或铅粉）40克。

3 温灸法

根据其操作方法不同，又分为以下几种。

（1）艾饼灸法：又称铺灸法。是将艾绒铺于穴位或患处上而施灸的一种方法。它包括如下两种：

①熨灸法：将艾绒平铺于穴位上，再盖几层布，用熨斗在上面熨之，可发挥热熨和艾灸的双重作用。此法适用于虚寒、痿痹等证。

②日光灸法：将艾绒平铺在腹部，在日光下曝晒，每次10～20分钟，既有日光浴又有艾的作用。此法适用于小缺钙症、皮肤色素变性、慢性虚弱疾病等。

（2）艾熏灸法：是用艾绒燃熏或加水煮蒸熏穴位或患部的一种灸治方法。常用的有如下两种：

①烟熏灸法：是将艾绒放在杯子内点燃，使热烟熏灸一定部

位的治疗方法。适用于痹证、痿证等。

②蒸气灸法：用水煮艾，边煮边使其蒸气熏，或煮好后盛盆内用蒸气熏之。适用于风寒湿痹、肢体麻木或肿胀等。

（3）温灸器灸法：是利用专门工具施灸的一种方法。该灸法可以较长时间地连续给患者以舒适温热的刺激，且使用方便，尤其对小儿及惧怕灸刺者此法最为适宜。目前较常用的有以下几种：

①温筒灸：取一种特制的金属筒状灸具，内装艾绒或药物，点燃后，置于施灸的穴位来回温熨，以局部发热红晕，患者感到舒适为度。一般灸15～30分钟，温筒灸具有多种，常用的有平面式和圆锥式两种，平面式适用于较大面积的灸治，圆锥式作为小面积的点灸用。适用于痹证、痿证、腹痛、泄泻、腹胀等症。

②温盒灸：是用一种特制的盒形木制灸具，内装艾卷固定在一定部位而施灸的一种方法。盒具按其规格大小分大、中、小三种（大号：长20厘米，宽14厘米，高8厘米；中号：长15厘米，宽10厘米，高8厘米；小号：长11厘米，宽9厘米，高8厘米）。灸盒的制作：取厚约0.5厘米的木板，制成长方形木盒，下面不安底，上面制作一个随时可取下的盖（与盒的大小同等，并在盒内中下部安置铁窗纱一块，距底约3～4厘米）。施灸时，把温灸盒置于所选的部位中央，点燃艾卷后，对准穴位放在铁纱上，盖好封盖（盖用于调节温度）。每次每穴灸15～30分钟，一次可灸数穴。适用于各种常见病的治疗。

③苇管器灸：灸器的制法目前有两种：一种是一节苇管灸器，其苇管口径为0.4～0.6厘米，长5～6厘米，苇管的一端做成半个鸭嘴形，另一端用胶布封闭，以便插入耳道内施灸。另一种是两节苇管灸器，放艾绒段，口径为0.8～1厘米，做成鸭嘴形，长4厘米，插入耳段口径较细，直径为0.5～0.6厘米，长3厘米，该段插入放艾绒端口内，连接成灸器，因而得名。插入耳道端用胶布固定，以备施灸用。其操作方法：将半个花生大的一撮细艾绒，放在灸器的半个鸭嘴处，用线香点燃后，用胶布封闭苇管器，内端插入耳道内，施灸时耳部

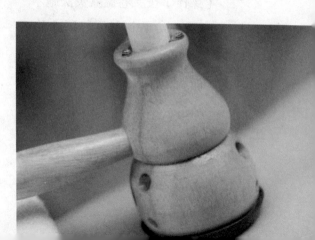

有温热感。灸完1壮，再换1壮。每次灸3～9壮。10次为1疗程。主治面瘫。

冠心病的艾灸疗法

是指冠状动脉因发生粥样硬化而产生了管腔狭窄或闭塞导致心肌缺血缺氧而引起的心脏病。与中医学"胸痹""胸痛""真心痛""厥心痛"等病证相类似。

1 艾炷灸

【取穴】内关、膻中、心俞、关元、厥阴俞、足三里。

【操作】按艾卷温盒灸法常规操作。每次选用2～4个穴位，每穴每次灸治15～30分钟，每日灸治1次，10次为1疗程，疗程间隔5天。

2 温灸

【取穴】内关、膻中、心俞、关元、足三里、厥阴俞。

【操作】按艾卷温盒灸法施术。每次选用2～4个穴位，每次施灸15～20分钟，每日灸治1次，10次为1疗程，疗程间隔5～7天。

3 灯火灸

【取穴】厥阴俞、心俞、膏肓俞、神堂、神道、心前区阿是穴、内关、间使、神门。

【操作】按灯火灸法常规操作。每次选用6～7个穴位，每穴灸1壮，每天1次，10天为1疗程。

心悸的艾灸疗法

心悸是指患者自觉心中悸动，惊惕不安的一种病证。它包括惊悸和怔忡。常与精神因素、心血不足、心阳衰弱、水饮内停、瘀血阻络有关。分别与各种心脏病所引起的心律失常，以及缺铁性贫血、再生障碍性贫血、甲状腺机能亢进、神经官能症等出现以心悸心慌为主症时相类似。

1 艾卷灸

【取穴】心俞、内关、神门、巨阙。

【操作】按艾卷温和法操作。每日1～2次，每次灸10～15分钟，10次为1疗程。

2 敷灸

【取穴】膻中、心俞、虚里。

【操作】按敷灸法常规施术。每次任选2穴交替贴敷冠心膏，每处1张，每张贴12～24小时。外贴7天为准，有效者可连续使用15～30天为1疗程。

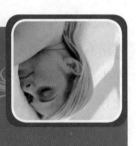

按摩疗法

按摩是一种适应证十分广泛的民间物理疗法。有正骨按摩、伤科按摩、小儿按摩、经络按摩、脏腑按摩、急救按摩、保健按摩、点穴按摩等。

大量客观事实证明，按摩对于防治心脏病有着非常显著的疗效。现在介绍一种独具特色的防治心脏病的按摩方法：

抚摩胸口：留内衣，仰卧床上，全身放松，两手掌根分按两乳房不动，两手手指并拢，用指头抚摩胸口，同时右手向右旋转50圈，左手向左旋转50圈；再逆向旋转各50圈。注意：本节对胸闷、心绞痛、哮喘、气短等有缓解作用。但如不好转，甚至持久性的胸骨后有压榨性的剧痛，呼吸困难等胸部症状，超过30分钟，可能是急性心肌梗死，赶快去医院抢救。

双掌重叠按摩胸腹：以两乳之间（膻中）及丹田为两个中心，双掌重叠，先把右手放底下、顺时针方向旋转50圈，再换左手放底下，逆时针方向旋转50圈。反复进行，推呼气、拉吸气，逐步扩大范围，动作要缓慢有力。

深呼吸双掌交错按摩胸腹：用右手掌按压在右胁肋上，左手掌按压在左胁肋上，两手同时用力往上提擦（大包、期门、天池、胸乡、周荣等）至胸脯上（同时深吸气），两掌交错对推，右手在上推摩（中府、云门、俞府、璇玑等），左手在下推搓（膺窗、膻中、中庭等），各至对侧腋窝，再往下抹擦胁肋（同时深呼气），左手拉摩经肚脐，右手拉摩经上、中、下脘等各自回到原地胁肋。吸气时让胸廓尽量扩张慢慢鼓起来；呼气时让胸廓尽量缩小、腹肌收缩。（稍停屏气）反复鼻吸口呼1分钟。吸进氧气呼出二氧化碳，增强肺活量，改善心、肺功能。

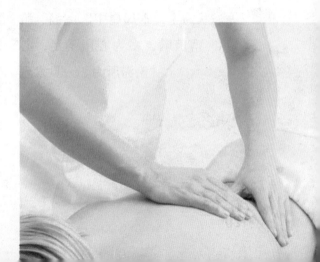

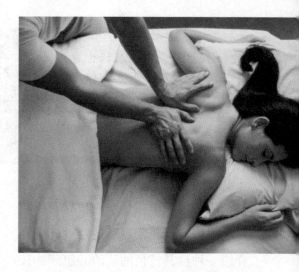

两手交替、拍胸捶背：坐或站，先用右手掌拍打左胸脯一下，同时用左手反臂反拳捶打后左背一下，两手交替，前拍打胸脯，后捶打脊背（身柱、肺俞、心俞等）1分钟。

以上方法可于每天晚睡前、早醒后，仰卧或坐床上（冬天睡被窝里，边看、听电视）各按摩一遍。坚持锻炼一定能收到很好的效果。此法还可防治：心慌、冠心病、心肌梗死、心动过速、胸胁胀痛、气管炎、肋间神经痛等。但是，在这里需要特别指出的是，按摩只是"术"、是"法"；而"道"则是勿生气，情绪稳定等。注意，患者要严禁饮各类酒和吃有刺激性辛辣食物。可以多吃些新鲜蔬菜和水果及豆制品和海产品。还可坚持每晚用热水烫双足25分钟，可促进身体早日康复。

冠心病是冠状动脉粥样硬化性心脏病的简称，临床以心绞痛、心肌梗死、心律不齐、心力衰竭、心脏扩大等病状为主，本病属中医胸痛、胸痹范畴，多为心阳不足，心脉瘀滞所为。一旦发现

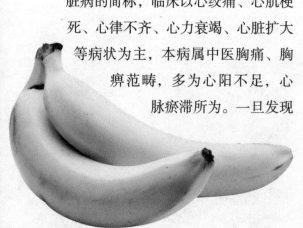

有心肌缺血的证据，应马上根据专业人士的建议服用安全的药物。血府逐瘀胶囊是由桃仁、红花、川芎、牛膝、枳壳、柴胡、当归等11种中药精制而成的一种新型纯中药制剂，具有活血化瘀、行气止痛的效用，从而使瘀血得去，气血调达，血脉通畅，则心绞痛各种症状得到缓解。血府逐瘀胶囊对心律血压影响不大，能降低血液黏稠度，使用中没有发现不良反应。医疗实践中发现，按摩疗法对防治冠心病也有一定疗效，现介绍如下：

压内关：以一手拇指指腹紧按另一前臂内侧的内关穴位（手腕横纹上二指处，两筋之间），先向下按，再做向心性按压，两手交替进行。对心动过速者，手法由轻渐重，同时可配合震颤及轻揉；对心动过缓者，用强刺激手法。平时则可按住穴位，左右

旋转各 10 次，然后紧压 1 分钟。心绞痛甚者，可加按心俞、膻中，以宽胸理气止痛；气急、胸闷者，可加按肺俞、定喘穴，以宣肺降气；脉微沉细者或慢性心衰浮肿者，可加按复溜、阴陵泉，以利水消肿；阳亢者可加按合谷、太冲穴，以平肝潜阳。

揉肩背：取坐位，操作者立于患者身旁用掌根部按揉背部及颈肩部，重点在肩胛骨内侧缘，时间约 3～5 分钟，然后用掌根部按揉背部左侧疼痛明显处 2～3 分钟。

按压背部：患者俯卧，操作者立于其旁，用手掌按压患者背部，其顺序为从上至下，先中间后两边，力量要轻柔，3～5 分钟即可。

摩胸：以一手掌紧贴胸部由上向下按摩，用两手交替进行，按摩 32 次，按摩时不宜隔衣。

拍心：用右手掌或半握拳拍打心前区，拍打 48 次，拍打轻重以患者舒适能耐受为度。

在进行以上按摩时，要求腹式呼吸，腹式呼吸时，横膈运动帮助改善胸腹腔血液循环，对心脏可起到按摩作用，从而改善心脏本身的营养和供血。患者及操作者都要思想集中，尽可能与呼吸相配合，每日按摩 1 次，1 月为 1 疗程，连续 3 月。

长期以来，人们认为，只有依靠药物，才能减轻或缓解冠心病的症状，其实，按摩对冠心病患者症状的缓解和消除也有一定的作用。压内关对减轻胸闷、心前区不适和调整心律均有帮助，摩胸和拍心对于消除胸闷、胸痛均有一定效果。腹式呼吸时，横膈运动帮助改善胸腹腔血液循环，对心脏可起到按摩作用，从而改善心脏本身的营养和供血，对心电图也有一定的改善作用。此法操作简单方便，而无内服药的不良反应，甚至可以在医生指导下作自我按摩，有兴趣者不妨一试。

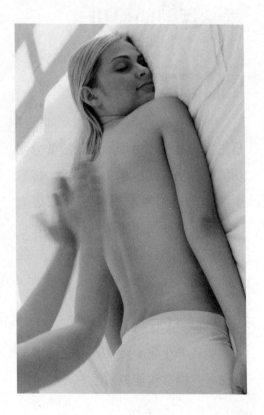

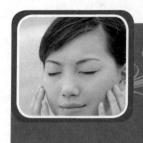

推拿疗法

推拿疗法经济简便，因为它不需要特殊医疗设备，也不受时间、地点、气候条件的限制，随时随地都可实行；且平稳可靠，易学易用，无任何不良反应。

推拿是深受广大群众喜爱的养生健身方法。对正常人来说，能增强人体的自然抗病能力，取得保健效果；对患者来说，既可使局部症状消退，又可加速恢复患部的功能，从而收到良好的治疗效果。

推拿保健的作用

1 疏通经络

推拿有疏通经络的作用。如按揉足三里，推脾经可增加消化液的分泌功能等，从现代医学角度来看，推拿主要是通过刺激末梢神经，促进血液、淋巴循环及组织间的代谢过程，以协调各组织、器官间的功能，使机能的新陈代谢水平有所提高。

2 调和气血

明代养生家罗洪在《万寿仙书》里说："推拿法能疏通毛窍，能运旋荣卫"。这里的运旋荣卫，就是调和气血之意。因为推拿就是以柔软、轻和之力，循经络、按穴位，施术于人体，通过经络的传导来调节全身，借以调和营卫气血，增强机体健康。现代医学认为，推拿手法的机械刺激，通过将机械能转化为热能的综合作用，以提高局部组织的温度，促使毛细血管扩张，改善血液和淋巴循环，使血液黏滞性减低，降低周围血管阻力，减轻心脏负担，故可防治心血管疾病。

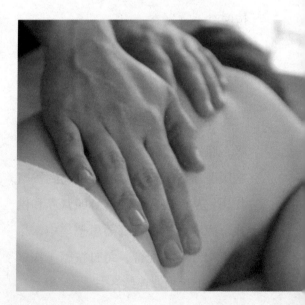

③ 提高机体免疫能力

如小儿痢疾，经推拿时症状减轻或消失；小儿肺部有干湿性啰音时，按揉小横纹、掌心横纹有效。有人曾在同龄组儿童中并列对照组进行保健推拿，经推拿的儿童组，发病率下降，身高、体重、食欲等皆高于对照组。以上临床实践及其他动物实验皆证明，推拿具有抗炎、退热、提高免疫力的作用，可增强人体的抗病能力。也正是由于推拿能够疏通经络，使气血周流、保持机体的阴阳平衡，所以推拿后可感到肌肉放松、关节灵活，使人精神振奋，消除疲劳，对保证身体健康有重要作用。

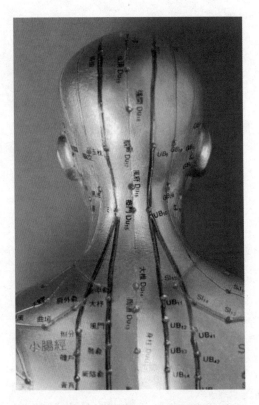

推拿保健的注意事项

① 身心放松

推拿时除思想应集中外，尤其要心平气和，全身也不要紧张，要求做到身心都放松。

② 取穴准确

掌握常用穴位的取穴方法和操作手法，以求取穴准确，手法正确。

③ 用力恰当

因为过小起不到应有的刺激作用，过大易产生疲劳，且易损伤皮肤。

④ 循序渐进

推拿手法的次数要由少到多，推拿力量由轻逐渐加重，推拿穴位可逐渐增加。

⑤ 持之以恒

无论用推拿来保健或治疗慢性病，都不是一两天就有效的，常须积以时日，才逐渐显出效果来，所以应有信心、耐心和恒心。

除上述注意事项外，还要掌握推拿保健的时间，每次以20分钟为宜。最好早晚各1次，如清晨起床前和临睡前。为了加强疗效，防止皮肤破损，在施推拿术时可选用一定的药物作润滑剂，如滑石粉、麻油、推拿乳等。若局部皮肤破损、溃疡、骨折、结核、肿瘤、出血等，禁止在此处作推拿保健。作自我推拿时，最好只穿背心短裤，操作时手法尽量直接接触皮肤。推拿后有出汗现象时，应注意避风，以免感冒。此外，在过饥、过饱、酗酒或过度疲劳时，也不要作保健推拿。

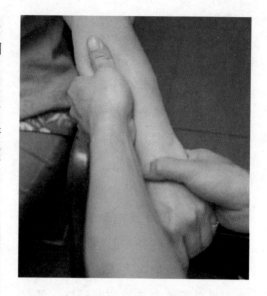

冠心病的推拿疗法

1 摩胸开郁

（1）右手掌贴在左胸前，掌心朝里，沿顺时针方向抚摩，约3分钟。

（2）抚摩时，要求用力适中，目光平视前方，舌头顶住上腭，呼吸均匀。可使胸闷不畅的人，宽胸理气，解郁除闷。

2 按穴舒心

（1）右拇指的桡侧端放在左屋翳穴上（左乳头直上第2肋间），按顺时针方向推拿。共50次。

（2）右中指指端放左乳根穴（位于第5肋间隙，距胸正中线4寸处），按顺时针方向推拿，共50次。

（3）右中指指端放在左渊腋穴上（左乳头向左旁开，在腋中线上），按顺时针方向推拿，共50次。

推拿时，要求舌头抵住上腭，呼吸均匀，头放平，目平视前方，并以左手掌托右肘。

3 揉内关强心

要求两肘稍弯曲，两条前臂放在腹部，平脐。右拇指指端放在左内关穴（位于前臂屈侧，腕横纹上2寸处，桡侧腕屈肌腱与掌长肌腱之间）上，按前后方向推拿，共50次。然后左右交换。有助于强心安神，宽胸理气。

4 擦腰健肾补体

两手握拳，拳背贴在腰部脊柱两侧。然后，作肘关节的屈伸运动，使拳背在腰部脊柱两侧上下移动。一上一下为1次，共50次。

5 揉丹田运气

左手掌贴在下腹部处，右手掌压在左手背上。然后，手掌在腹部上下移动。吸气时，手掌自下（耻骨联合上）而上（止脐）慢慢推拿；呼气时，手掌自上（脐）而下（止耻骨联合上）慢慢推拿。一上一下为1次，共30次。要求手掌在腹部应成直线移动，头放平，目光平视前方。

6 按揉耳廓心穴

将左右手食指放在耳穴心上（耳甲腔中央处），拇指放在耳背后与食指相对，先用食指指端点按耳廓心穴80次，然后食指放在原处，与拇指相对揉按耳廓约50次，有宁心止痛、宽胸解郁作用。

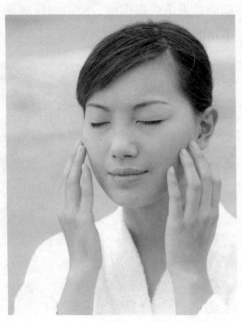

健康透视

捏指疗法

最近日本正在流行一种捏指疗法，这是根据中医的经络理论和现代医学的脊髓神经理论而开发出来的。这是刺激来自指尖经络的疗法，因为身体末端的经络，同身体中其他经络相比，其治疗效果更大。另一方面，过去的神经反射疗法，一般是直接刺激称为脊髓神经主干的脊髓。但是，最近医学家们发现，刺激神经末端的方法更有效果。捏指疗法可以治疗下列10种疾病。

肝病：揿捏右手拇指两个关节；耳鸣：揿捏双手无名指的三个关节；膝痛：揿捏左手小指三个关节的外侧；糖尿病：揿捏右手拇指的两个关节；高血压：揿捏右手小指根部；心脏病：揿捏右手小指三个关节的内侧；皮炎：揿捏双手食指根部；月经痛：揿捏双手食指的三个关节；眼睛疲劳：揿捏右手中指的三个关节；增强体力：揿捏右手中指的三个关节。

每次操作3分钟，每天一至两次。如发热或手指受伤时应暂停操作。

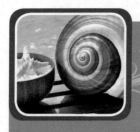

温泉疗法

温泉是疗养学中重要的自然疗养因子，具有极高的医用价值。

温泉疗法简介

应用温泉防治疾病，已有三千多年的历史。研究表明，温泉对高血压病有较好的治疗作用。说到温泉水，许多人都知道是可以防病治病的。但为什么会有这种功效？可能就不太清楚了。下面，我们就来说说为什么温泉会有防病治病的功效。

温泉通常都含碘、镭、锶、氟、硅，硫化氢复合型等渗的弱碱性氯化物、硫酸盐泉水温度适中。这其中的硫化氢可改善皮肤血液循环及组织营养，还能杀灭细菌和寄生虫，对多种皮肤病如疥、癣、慢性湿疹、痒症、神经性皮炎等有治疗作用。

氧化钠：可增加皮肤抵抗力，对人体内各系统产生良好的影响，促进新陈代谢、镇静神经、改善体质。

重碳酸钙、重碳酸钠：对皮肤有抑制分泌、消炎，脱敏的作用，由于重碳酸钠的弱碱性清洁皮肤，去除脂垢使碳酸气更容易通过皮肤进入体内，碳酸气能扩张毛细血管，促进血液循环。

偏硅酸：软化血管，抑制心血管疾病的发生以及抗衰老。

镭：地下水流经含有镭的岩石产生"镭水"。在自然界中，镭水很少，它具有促进新陈代谢、调节五脏六腑功能，灭杀病毒细菌、防治皮肤病等多功能保健作用。

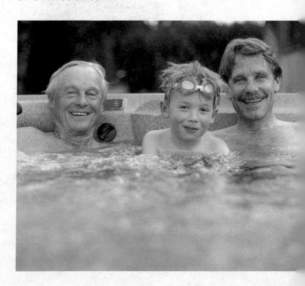

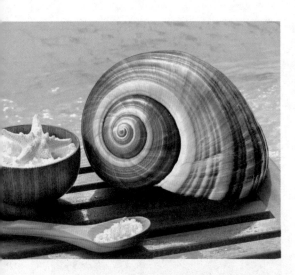

氡：氡是镭在衰变过程中产生的弱放射性气体，能溶解于水中，当地下水流经含镭的岩石时，水中就会含有氡气，此泉即为氡泉。氡泉的治疗作用是利用氡在衰变时产生的 α 粒子的强电离作用，当含氡的矿泉水被饮入体内后通过血液分布到各组织中，其作用为促进内分泌，加快细胞的代谢，分解血液中多余的胆固醇和毒性物质，并排出体外，促进血液循环。因此对多种老年性疾病、慢性病等疗效显著。

用温泉水洗浴时，温泉水中的化学物质呈阴阳离子状态，有些可能透过皮肤进入机体；有些则直接作用于皮肤感受器，以调节机体的功能，对心血管机能，如血压、心搏出量、循环血量、微循环等均有一定影响。温泉热温可使人体毛细血管扩张，促进

血液循环，而水的机械浮力和静水压力作用可起到按摩、收敛、消肿、止痛的功能。因而温泉疗法对皮肤病、肌肉关节病、消化系统病、循环系统病等有较好的疗效。这样温泉水就具有了防病治病的功效了。

单纯温泉：此类温泉是缓和性温泉，其所含矿物质虽然少，但因温度常年不变，故治疗效果亦佳。适用于循环系统疾病（如高血压病、冠心病、动脉硬化等）、内分泌障碍等疾病。

碳酸泉：这种矿泉的主要成分为游离二氧化碳，其含量在 1 克 / 升以上时称为碳酸泉，俗称"天然汽水"。又根据游离二氧化碳的含量，分为低浓度碳酸泉（1 ~ 1.4 克 / 升），中等浓度碳酸泉（1.5 ~ 2.5 克 / 升），高浓度碳酸泉（72.5 克 / 升）。碳酸泉有人誉为"心脏泉"，是一种无色透明稍有辣味的矿水，其主要医疗保健作用可促进周围血管扩张，增加静脉血回流，消除瘀血症状，改善血液循环，减轻心脏负担，使脉搏减慢、血压下降。故可治疗多种心血管疾病。如周围血管循环障碍，慢性心肌炎，Ⅰ、Ⅱ期高血压病、动脉硬化等。但对急性冠状动脉机能不全、Ⅲ期高血压和动脉硬化、急性风心病患者等则不宜浴用。

土类泉：也称"肾脏泉"。它对慢性肾炎及高血压有良好的疗效。另外，它还可抑制皮肤分泌，有使皮肤干燥的作用。主要治疗两个方面的疾病，一是皮肤病；二是高血压。

泡温泉的注意事项

温泉是一种自然疗法，其化学物质可刺激自律神经、内分泌及免疫系统。虽然温泉对身体健康有益处，但仍要注意它并非治疗百病，亦要小心其危险性。泡温泉不是人人都适用，专家提醒说，对于泡温泉，下面几点尤其需要注意：

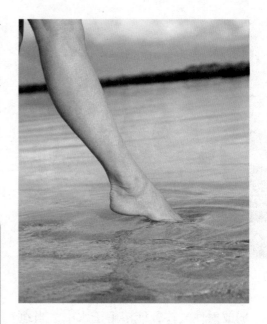

（1）根据水质划分，温泉一般分为中性碳酸泉、碱性碳酸氢钠泉、盐泉和硫磺泉四种。温泉的水质不同，则对不同的病症具有不同的疗效。如含有二氧化碳的碳酸泉，则对治疗高血压、心脏病有好处。所以泡温泉以前，最好先了解温泉的种类，并根据自身条件进行选择，才能真正达到泡温泉的预期目的，并可避免给身体带来伤害。有心脏病、高血压及有动脉硬化的人，在规则服药的前提下，可以泡温泉，但每一次以不超过20分钟为限。要泡温泉之前，要先慢慢地用温泉擦身体，再泡温泉，不可以一下子就去泡温泉，这样才不会影响血管的收缩。起身时应谨慎缓慢，以防因血管扩张、血压下降导致头昏眼花而跌倒。

（2）部分皮肤病患者，不宜泡温泉。泡温泉虽有美肤的疗效，但对于患冬季痒、湿疹、异位性皮肤炎等病的患者，泡在热水中过久，由于加速皮肤水分的蒸发，破坏皮肤保护层，会恶化症状。

（3）有癌症、白血病的患者，不适合泡温泉，因为容易刺激新陈代谢，使身体很快变衰弱。

（4）患急性感冒、急性疾病及传染病的患者，最好不要去泡温泉。

（5）女生生理期时或前后，怀孕

的初期和末期，最好暂时不要泡温泉。

（6）肚子饿的时候，不可以马上泡温泉，因为空着肚子泡温泉很容易会有头晕，想要呕吐及疲倦的情形。

（7）如果坐了很久的车或是走了很远的路，非常累了，不可以马上去泡温泉，不然会越泡越累。

（8）睡眠不足或是熬夜之后，如果突然浸温度很高的温泉，可能会发生休克或是脑部缺血的情形。

（9）心情很兴奋或是很生气，心跳变快的时候，也不适合泡温泉。

（10）刚吃饱饭或是喝完酒，不可以马上去泡温泉，不然会出现消化不良及脑溢血的情形。

（11）营养不良或是生病刚好，身体状况很弱时，千万不可以去泡温泉。

（12）泡温泉时，记住合上双眼，以冥想的心情，缓缓地深呼吸数次，

才能真正释放身心压力。

（13）泡温泉的时间，要根据温泉的温度来掌握，太热时不可以泡太久。

（14）如果在泡温泉的时候，若感觉身体不舒服，就应该马上离开，不可以继续泡温泉。

（15）泡温泉后，人体水分迅速蒸发，要喝水补充。

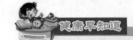
健康早知道

适量地饮用红酒能预防冠心病

法国人和英国人食用含脂肪量相同的食物，但法国人患冠心病的比率要比英国人低很多。英国一家知名大学提出了一种理论：法国人喝红酒，英国人则更喜欢啤酒和白酒。这所大学的研究人员最近发表论文说，实验室测定发现，红酒中富含多酚，可抑制让血管收缩的缩氨酸的生成。这种缩氨酸一直被认为是导致心脏病的罪魁祸首。研究人员将从红酒中提取的多酚用于牛动脉实验，结果发现，缩氨酸的生成量大大减少。在对红酒、白酒、玫瑰酒和红葡萄果汁进行分类实验后进一步发现，红酒抑制缩氨酸生产的能力最大；红葡萄果汁有一定的作用，但抑制力远远小于红酒；白酒和玫瑰酒根本就没有这种功效。

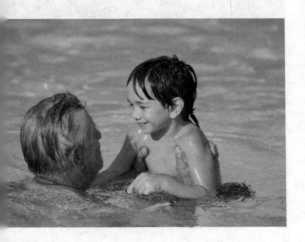

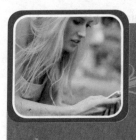

音乐疗法

音乐疗法，是通过生理和心理两个方面的途径来治疗疾病的一种新奇疗法。

音乐声波的频率和声压会引起生理上的反应。音乐的频率、节奏和有规律的声波振动，是一种物理能量，而适度的物理能量会引起人体组织细胞发生和谐共振现象，能使颅腔、胸腔或某一个组织产生共振，这种声波引起的共振现象，会直接影响人的脑电波、心率、呼吸节奏等。

科学家认为，当人处在优美悦耳的音乐环境之中，可以改善神经系统、心血管系统、内分泌系统和消化系统的功能，促使人体分泌一种有利于身体健康的活性物质，可以调节体内血管的流量和神经传导。另一方面，音乐声波的频率和声压会引起心理上的反应。良性的音乐能提高大脑皮层的兴奋性，可以改善人们的情绪，激发人们的感情，振奋人们的精神。同时有助于消除社会因素所造成的心理紧张、焦虑、忧郁、恐怖等不良心理状态，提高应激能力。

音乐应根据患者的不同因人而异地有所选择。合适的音乐治疗，常可取得很好的疗效。例如：

忧郁的患者宜听"忧郁感"的音乐

不管是凝重的音乐，还是其他有忧郁成分的乐曲，都是具有美感的。当患者的心灵接受了这些乐曲的"美感"的沐浴之后，很自然会慢慢消去

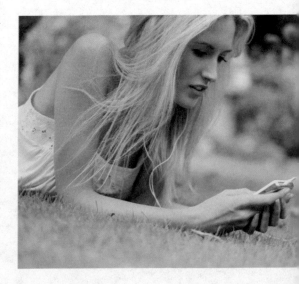

心中的忧郁。这是科学而且容易见效的方法。

性情急躁的患者宜听节奏慢、让人思考的乐曲

这样可以调整心绪，克服急躁情绪，如一些古典交响乐曲中的慢板部分就很合适。

悲观、消极的患者宜多听雄浑、粗犷和令人振奋的音乐

这些乐曲对缺乏自信的患者是有帮助的，乐曲中充满坚定、无坚不摧的力量，会随着飞溢的旋律而洒向听者"软弱"的灵魂，久而久之，会使患者树立起信心，振奋起精神，认真地考虑和对待自己的人生道路。

记忆力衰退的患者最好常听熟悉的音乐

熟悉的音乐往往是与过去难忘的生活片段紧密缠绕在一起的。想起难忘的生活，就会情不自禁地哼起那些歌和音乐；也同样会回忆起难忘的生活。让记忆力衰退的患者常听熟悉的

音乐，确有恢复记忆的效用。

总之，音乐疗法兼有心理、物理治疗两种作用。节奏感强、音调高昂的乐曲，可增强信心，振奋精神；节奏缓慢、音调和谐的乐曲，可使呼吸平稳，血压下降，有助于调整植物神经功能，起到镇静安神的作用。音乐治疗不同于一般的音乐欣赏，它是在特定的环境气氛和特定的乐曲旋律、节奏中，使患者心理上产生自我调节作用，从而达到治疗的目的。音乐对于缺血性心脏病的治疗，有其独到之处。音乐疗法目前在国内及欧美、日本、澳大利亚等许多国家广泛开展。

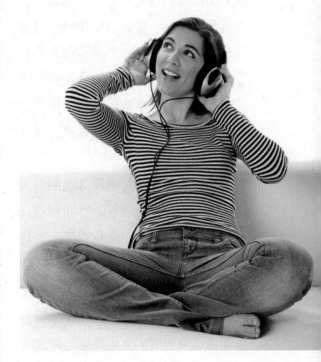

由于音乐的曲调、节奏、旋律、音符不同，对人体产生不同程度的兴奋、镇静、止痛和降压等作用。因此，作为治疗性的乐曲，必须经过严格的选择。音乐治疗机理之一就是音乐可以改变人类的情绪和行为。音乐所引起的情绪随乐调、节奏、旋律、节奏、布局、谐声及音色等因素而异。每个乐调都可表现一种特殊情绪，不同曲调、节奏、旋律、谐声引起的生理效应是不同的。国外学者研究发现：快速和愉快的乐曲可以使肌肉增加力量；音调和谐，节奏徐缓的乐曲可以使呼吸平稳；音调优美的歌曲或悦耳动听的器乐曲可以调节植物神经，使大脑得到休息，帮助人们解除疲劳。

因此，音乐治疗的配方选曲极为重要。音乐处方亦应根据不同疾病及患者的民族、地区、文化程度、爱好情趣、欣赏水平、性格因素等来确定，且不宜长时间单用一曲，以免久听生厌，而应选择情调、节奏、旋律等方面和谐、协调的多支乐曲。心律失常患者大致可分为快速型心律失常及缓慢型心律失常。对快速型心律失常患者应选用情调悠扬、节奏徐缓、旋律清逸高雅、风格娟秀的古典乐曲及群众喜闻乐见的轻音乐为好。对于缓慢型心律失常患者则应选用情调欢悦、节奏明快、旋律流畅、音色优美的乐曲或歌曲。

需要特别引起注意的是，应本着自愿参加的原则，如果求治者对此并不感兴趣甚至厌恶接受音乐治疗，只会适得其反，也就失去了音乐疗法本身的意义；其次，必须因人而异，由于求治者有着不同的经历、不同的个性特点、不同的爱好和修养，在组织其接受音乐治疗时，必须考虑这些因素，选择比较合适的治疗方式。再次，必须遵循自然的原则，听音乐本身是一种轻松、自然的活动，它的疗效主要是在潜移默化中实现的。因此，不应用强硬的、教条的、做作的方式进行，而应使治疗和谐、自然地融合在音乐之中。

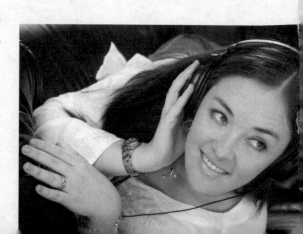